Manual de anatomía funcional y quirúrgica del suelo pélvico

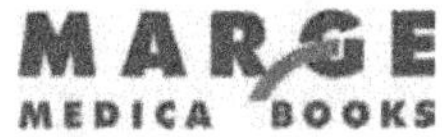

Manual de anatomía funcional y quirúrgica del suelo pélvico

Coordinadores:
Dra. Montserrat Espuña Pons
Dr. Oriol Porta Roda

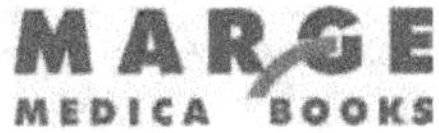

MANUAL DE ANATOMÍA FUNCIONAL Y QUIRÚRGICA DEL SUELO PÉLVICO
Coordinadores: Dra. Montserrat Espuña Pons, Dr. Oriol Porta Roda

1.ª edición 2010

© de esta edición: ICG Marge, SL

Edita: Marge Médica Books - València, 558, ático 2.ª - 08026 Barcelona (España)
www.marge.es - Tel. +34-932 449 130 - Fax +34-932 310 865

Director editorial: Hèctor Soler
Gestión editorial: Ana Soto, Laura Matos, Anna Palacios
Edición: Sandra Martínez, David Soler
Producción editorial: Miquel Àngel Roig
Colaboración técnica: Miquel Oller, Roser Pérez
Compaginación: Mercedes Lara
Impresión: Gràfiques Cuscó (Sant Adrià de Besos, Barcelona)

ISBN: 978-84-92442-87-4
Depósito Legal: B-22.449-2010

Índice

Autores

Lluís Amat Tardiu
Servicio de Ginecología
y Obstetricia
Hospital Sant Joan de Déu
Barcelona

Pedro Arañó Bertrán
Fundació Puigvert
Barcelona

Eduard Bataller Sánchez
Tocoginecólogo
Doctor en Medicina y Cirugía
Especialista Senior del ICGON
Hospital Clínic de Barcelona
Barcelona

Pere Brescó Torras
Servicio de Obstetricia
y Ginecología
Hospital d´Igualada
Igualada, Barcelona

Francisco Carmona Herrera
Servicio de Ginecología
Hospital Clínic de Barcelona
Barcelona

Jordi Cassadó Garriga
Servicio de Ginecología
y Obstetricia
Hospital Universitario Mútua
de Terrassa
Terrassa, Barcelona

M. ª Teresa Castillo Vico
Servicio de Ginecología
y Obstetricia
Hospital del Mar
Barcelona

M.ª Teresa Clavijo Rodríguez
Servicio de Obstetricia
y Ginecología
Hospital Universitario
de Canarias
La Laguna,
Santa Cruz de Tenerife

**Nieves M.ª Climent
Martínez**
Hospital Universitario
Fundación Alcorcón
Madrid

Montserrat Espuña Pons
Unidad del Suelo Pélvico
ICGON
Hospital Clínic de Barcelona
Profesora Asociada de la UB
Barcelona

Manuel Fillol Crespo
Servicio de Obstetricia
y Ginecología
Hospital de La Plana
Villarreal, Castellón

Albert Font Vilamitjana
Servicio de Ginecología
y Obstetricia
Hospital de Terrassa-Consorci
Sanitari de Terrassa
Terrassa, Barcelona

Marta Girvent Vilarmau
Departamento de Ginecología
y Obstetricia
Hospital General de Granollers
Granollers, Barcelona

Josep Grau Galtes
Hospital de Vic
Vic

Pilar Hernández Casanovas
Unidad de Cirugía
Gastrointestinal y Hematológica
Servicio de Cirugía
Hospital de la Santa Creu
i Sant Pau. UAB
Barcelona

Xavier Iglesias Guiu
Catedrático jubilado del
Departamento de Obstetricia
y Ginecología de la Universidad
de Barcelona
Ex Jefe del Departamento
Asistencial del Hospital Clínic
de Barcelona
Barcelona

Gloria Lacima Vidal
Servicio de Cirugía
Gastrointestinal
Unidad de Motilidad Digestiva
Hospital Clínic de Barcelona

† Antonio López-Salvá
Hospital Universitario
Fundación Alcorcón
Madrid

Eva Martínez Franco
Servicio de Ginecología
y Obstetricia
Hospital Sant Joan de Déu
Barcelona

Victoria Martínez Morón
Hospital Universitario
Fundación Alcorcón
Madrid

Irene Mora Hervás
Médico adjunto del Servicio
de Obstetricia y Ginecología
Hospital d´Igualada
Igualada, Barcelona

Eloy Moral Santamarína
Servicio de Ginecología
y Obstetricia
Hospital Sant Joan de Déu
Barcelona

Francisco Muñoz Garrido
Tocoginecólogo
Especialista Consultor Senior
Hospital Universitario
12 de Octubre
Madrid

Felipe Ojeda Pérez
Servicio de Ginecología
y Obstetricia
Hospital General de Granollers
Barcelona

M.ª Antonia Pascual Amorós
Servicio de Obstetricia
y Ginecología
Hospital Universitario de Canarias
La Laguna,
Santa Cruz de Tenerife

Antoni Pessarrodona Isern
Servicio de Ginecología
y Obstetricia
Hospital Mútua de Terrassa
Terrasa, Barcelona

Oriol Porta Roda
Unidad de Suelo Pélvico
Servicio de Obstetricia
y Ginecología
Hospital de la Santa Creu
i Sant Pau. UAB
Barcelona

José Luis Poza Barrasús
Unidad de Suelo Pélvico
Servicio de Ginecología
Hospital Universitario
Maternoinfantil de la Vall d'Hebron
Barcelona

Montserrat Puig Clota
Unidad del Suelo Pélvico
ICGON
Hospital Clínic de Barcelona
Barcelona

Francisco Reina de la Torre
Profesor titular del Departamento
de Ciencias Médicas
Unidad de Anatomía
y Embriología
Facultad de Medicina
Universidad de Girona
Girona

Marta Simó González
Unidad de Suelo Pélvico
Servicio de Obstetricia
y Ginecología
Hospital de la Santa Creu
i Sant Pau. UAB
Barcelona

Eduard Targarona Soler
Unidad de Cirugía
Gastrointestinal y Hematológica
Servicio de Cirugía
Profesor titular de Cirugía. UAB
Hospital de la Santa Creu
i Sant Pau
Barcelona

Magí Valls Porcel
Ex Jefe Clínico del Servicio de
Ginecología del Hospital
Universitari de Bellvitge
Barcelona

Diego Villasboas Rosciolesi
Profesor asociado
del Departamento
de Ciencias Médicas
Unidad de Anatomía
y Embriología
Facultad de Medicina
Universidad de Girona
Girona

Presentación

Los coordinadores de esta obra nos han pedido que hagamos conjuntamente la presentación de la misma y ambos estamos encantados de escribir unas pocas líneas a modo de presentación; en primer lugar, porque se trata de una obra que no hallamos habitualmente en librerías y, en segundo, porque sabemos del prestigio y del rigor científico de los diferentes autores que colaboran en ella.

Cuando estudiamos anatomía humana en primer y segundo curso de carrera nos encontramos ante una disciplina muy farragosa de aprender. Memorizamos una serie interminable de nombres nuevos sin poder interpretarlos dentro de una dinámica, fisiológica o patológica.

Es imposible adquirir estos conocimientos en los dos primeros años de estudios en la facultad y son necesarias muchas horas de estudio, si el alumno quiere salir airoso en los exámenes finales.

También es verdad que esta anatomía humana es muy descriptiva y, en ocasiones, poco útil para solucionar los problemas clínicos. Desconocemos patologías que nos explican en cursos venideros y que, una vez terminada la carrera, veremos directamente en los propios enfermos.

Lo cierto es que, a medida que vamos progresando en nuestra especialidad, nos damos cuenta de la importancia que tiene el profundo conocimiento de la anatomía para interpretar el funcionamiento normal y la etiología de los procesos patológicos, pues ello nos ayudará a realizar un correcto diagnóstico y a instaurar un acertado tratamiento para proceder a una reconstrucción lo más funcional posible.

Este manual es el complemento ideal para completar los conocimientos adquiridos en la facultad y las experiencias obtenidas una vez graduados. Creemos muy interesante facilitar al clínico los fundamentos anatomofuncionales necesarios para conocer los trastornos que pueden ocasionar la gestación y el parto, y explicar el modo más adecuado de evitar los problemas.

Asimismo, facilita el aprendizaje teórico de las distintas técnicas quirúrgicas, lo cual, junto a un *training* práctico, que creemos imprescindible, muestra el camino a seguir para finalizar con éxito cada cirugía practicada.

DR. XAVIER IGLESIAS GUIU
Catedrático jubilado del Departamento de Obstetricia
y Ginecología de la Universidad de Barcelona
Ex Jefe del Departamento Asistencial
del Hospital Clínic de Barcelona
Barcelona

DR. MAGÍ VALLS PORCEL
Ex Jefe Clínico del Servicio de Ginecología
del Hospital Universitari de Bellvitge
Barcelona

Manual de anatomía funcional y quirúrgica del suelo pélvico

Capítulo 1

Anatomía topográfica del suelo pelviano

F. Reina, D. Villasboas

Introducción

La cavidad pelviana se encuentra caudalmente cerrada al exterior por un conjunto de estructuras fibromusculoaponeuróticas denominado periné *(perineum)* o *suelo pelviano*, situado entre el peritoneo pelviano y la región genital externa o periné superficial. Sus funciones principales son el soporte de las vísceras pelvianas permitiendo a la vez el paso hacia el exterior de las porciones terminales de los aparatos urinario, reproductor y digestivo (uretra y recto en el hombre; uretra, vagina y recto en la mujer), así como la participación en los mecanismos esfinterianos de dichas estructuras (IFAA, 2001).

El periné está delimitado por un conjunto osteofibroso de morfología romboidal, formado por delante por el borde inferior de la sínfisis del pubis, por detrás por el vértice del cóccix y lateralmente por ambas ramas isquiopubianas, las tuberosidades isquiáticas y los ligamentos sacrotuberosos. La constitución osteofibrosa de los límites de esta región permite una discreta dilatación del periné en la fase de expulsión del feto durante el parto.

La línea que une ambas tuberosidades isquiáticas divide el periné en dos regiones de morfología triangular: una anterior, de vértice púbico, denominada *periné anterior* o *triángulo urogenital*, y una posterior, de vértice coccígeo, denominada *periné posterior* o *triángulo anal*. Ambas regiones se encuentran situadas en planos distintos, formando entre ellas un ángulo diedro abierto hacia arriba (Williams, 1998).

Topográficamente, de la superficie a la profundidad, podemos definir cuatro planos en la constitución del suelo pelviano: los músculos del *periné superficial*, el *diafragma urogenital*, el *diafragma pélvico* y la *fascia pélvica*. Desde el punto de vista funcional, las estructuras del suelo pelviano las agrupamos en un sistema estriado constituido por el diafragma urogenital y el diafragma pélvico, y un sistema no estriado formado por fibras de tejido conectivo de disposición transversal, sagital y frontal que rodean a los órganos alojados en la cavidad pelviana.

1   Periné superficial

El plano superficial del periné está integrado por la aponeurosis perineal superficial (fascia de recubrimiento superficial del periné o «fascia de Colles») y cuatro músculos: músculo constrictor vulvovaginal o constrictor de la vulva (sólo en la mujer), músculo bulboesponjoso, músculo isquiocavernoso y músculo transverso superficial del periné.

- **Músculo constrictor vulvovaginal**
  Constituye una delgada capa muscular medial al bulbo del vestíbulo y a la glándula vestibular mayor. Desde el centro fibroso del periné (masa fibromuscular en la que convergen y se entrelazan las fibras tendinosas de la mayor parte de los músculos de los planos superficial y medio del periné) sus fibras rodean la vagina y el meato uretral para insertarse en el clítoris, confundiéndose con la inserción de los músculos bulboesponjoso e isquicavernoso. Su contracción estrecha el orificio inferior de la vagina, pudiendo ser responsable del denominado vaginismo inferior.

- **Músculo bulboesponjoso**
  Circunda el orificio vaginal recubriendo la cara externa del bulbo y la glándula vestibular mayor. Sus fibras se insertan en la cara dorsal del clítoris y en el tejido conjuntivo de los labios menores. Actúa como esfínter del orificio vaginal, a la vez que comprime la vena dorsal del clítoris participando en la erección de dicha estructura.

  En el hombre, sus fibras rodean el bulbo y se insertan sobre la albugínea del cuerpo esponjoso, así como en el tejido fibroso que lo une a los cuerpos cavernosos. De este músculo se desprenden fibras que rodean la cara lateral y dorsal del cuerpo cavernoso («músculo de Houston»), uniéndose en la línea media con el del lado opuesto a través de fibras tendinosas que se confunden con la *fascia penis*.

- **Músculo isquiocavernoso**

  Se origina en la tuberosidad isquiática y en la rama isquiopubiana, por encima y por debajo de la raíz del cuerpo cavernoso. En la mujer, el músculo envuelve la raíz del cuerpo cavernoso del clítoris, y finaliza en su rodilla a través de pequeños tendones. En el hombre, las fibras musculares terminan en la albugínea del cuerpo cavernoso.

  Junto con el músculo bulboesponjoso determina la erección al comprimir los órganos eréctiles en los que se inserta, expulsando la sangre que contienen hacia su extremo anterior. El «músculo de Houston» colabora en la erección al comprimir la vena dorsal profunda del pene y dificultar el retorno venoso (véanse las figuras 1A y 1B).

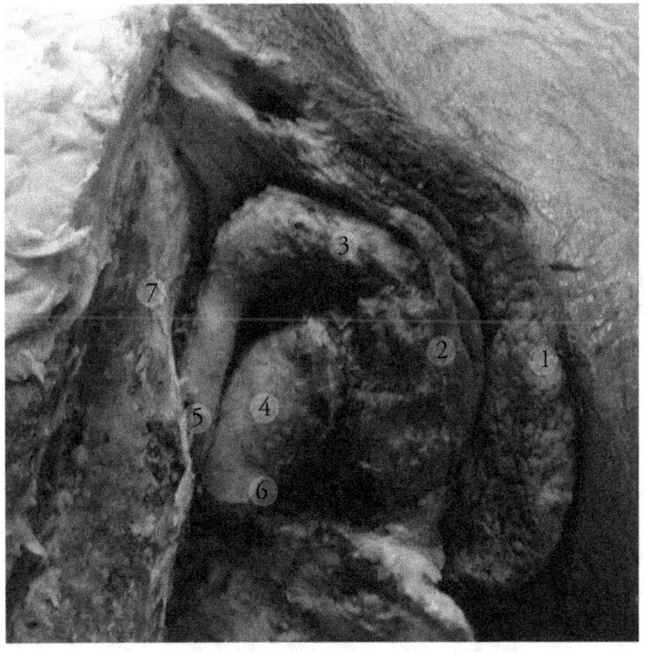

Figura 1A. Imagen correspondiente al periné superficial femenino.
1 = labio mayor; 2 = labio menor; 3 = cuerpo del clítoris;
4 = bulbo; 5 = raíz del cuerpo cavernoso con fibras del músculo
isquiocavernoso; 6 = fibras del músculo bulboesponjoso;
7 = rama isquiopubiana.

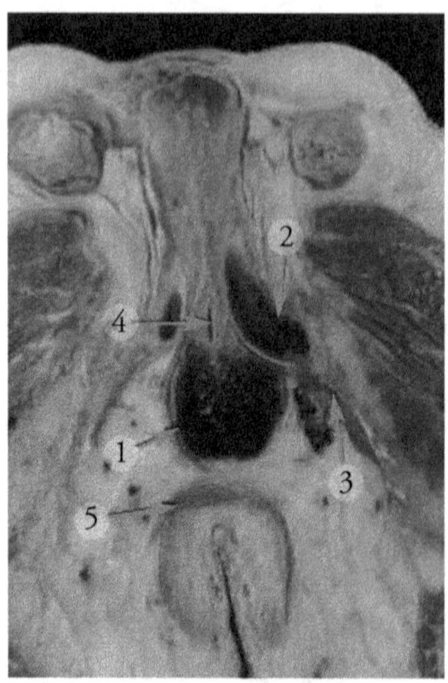

Figura 1B. Sección transversal del periné superficial masculino. 1 = bulbo y fibras del músculo bulboesponjoso; 2 = cuerpo cavernoso; 3 = músculo isquiocavernoso; 4 = fosa bulbar de la uretra; 5 = esfínter anal externo.

- **Músculo transverso superficial del periné**

  De morfología triangular, se extiende desde la cara interna del isquion hasta el centro fibroso del periné. Se trata de un músculo inconstante cuya función es participar en el mecanismo de defecación y en la fijación del centro fibroso del periné.

  La aponeurosis perineal superficial se sitúa inmediatamente por debajo de los músculos perineales superficiales. De morfología triangular, se inserta lateralmente en las ramas isquiopubianas, por delante en el tejido célulo-adiposo del monte de Venus (en el hombre se continúa con la envoltura fibroelástica del pene o *fascia penis*), mientras que su borde posterior es libre, tenso y situado entre las dos tuberosidades isquiáticas (Testut y Jacob, 1975; Latarjet y Riuz-Liard, 2007).

2   Diafragma urogenital

Constituye el plano medio del periné anterior, contribuyendo en gran medida al sostenimiento de la vejiga urinaria y de la próstata en el hombre. Está integrado por el músculo transverso profundo del periné, el músculo esfínter externo de la uretra, la membrana perineal y el ligamento transverso del periné (Moore y cols., 2010).

El músculo transverso profundo del periné, «músculo de Guthrie», se extiende a modo de lámina desde la tuberosidad isquiática y la rama isquiopubiana hasta el centro fibroso del periné, quedando situado por encima de los músculos isquiocavernoso y transverso superficial del periné. En la mujer, algunas de sus fibras se insertan en la pared lateral de la vagina.

Sus fibras más mediales circundan la uretra, entrecruzándose por detrás de ésta y por delante de la vagina, formando el denominado «músculo de Wilson».

Ambos músculos transversos profundos contribuyen a formar en gran medida el diafragma urogenital. Además, su contracción comprime las venas de los cuerpos eréctiles ayudando a la erección.

El músculo esfínter externo de la uretra se origina por delante en la membrana perineal y en el tejido denso que rodea el plexo venoso vesical, y por detrás en el centro fibroso del periné. Sus fibras circundan la uretra membranosa en el hombre, mientras que en la mujer se extiende desde el cuello vesical hasta el meato uretral. En la mujer, Oelrich señala además la existencia del músculo compresor de la uretra, constituido por fibras musculares que unen distalmente la rama isquiopubiana con el esfínter externo de la uretra, y del músculo esfínter uretrovaginal, fibras que desde la porción distal del esfínter externo de la uretra se dirigen hacia el bulbo del vestíbulo (Oelrich, 1983).

La membrana perineal, aponeurosis de morfología triangular y vértice pubiano que ocupa el periné anterior, está formada por dos hojas que envuelven el músculo transverso profundo del periné y el músculo esfínter externo de la uretra. Es el principal referente funcional del diafragma urogenital, sobre el que se encuentran apoyados la vejiga y la próstata en el hombre, y la vejiga y los órganos genitales en la mujer. Su hoja inferior, «aponeurosis de Carcasonne», es la de mayor grosor, y queda reforzada en su extremo anterior al unirse con la hoja superior, constituyendo el ligamento transverso del periné. Su hoja superior es una delgada lámina fibrocelular que se relaciona cranealmente con el nervio dorsal del clítoris (del pene en el hombre) y los vasos pudendos internos. En la línea media, la hoja superior finaliza en la pared lateral de la uretra y la vagina, mientras que en el hombre se refleja sobre la próstata y la uretra membranosa, formando por delante la lámina preprostática.

3   Diafragma pélvico

Se trata de una lámina musculoaponeurótica en forma de embudo que cierra el estrecho inferior de la pelvis excepto en su extremo anterior, donde delimita el hiato urogenital para el paso de la uretra y la vagina. Se sitúa profundo al diafragma urogenital, ocupando tanto el triángulo urogenital como el triángulo anal. Sus elementos constituyentes son el músculo elevador del ano, el músculo coccígeo y la fascia que los recubre (fascia del diafragma pélvico). Algunos autores, desde el punto de vista topográfico y funcional, consideran que la porción supraelevadora del músculo obturador interno y la porción pélvica del músculo piriforme también forman parte del diafragma pélvico (Domènech-Mateu, 1982).

El músculo elevador del ano es un músculo par que se une a su homónimo contralateral en la línea media. Está formado por tres haces que constituyen el músculo pubococcígeo, el músculo puborrectal y el músculo iliococcígeo. Desde el punto de vista funcional, Wei y De Lancey (2004) dividen el diafragma pélvico en un segmento diafragmático u obturador propiamente dicho, constituido por los músculos iliococcígeo y coccígeo, y un segmento o porción esfinteriana, formado por los músculos puborrectal y pubococcígeo.

3.1   *Músculo pubococcígeo*

Tras originarse en la cara posterior del cuerpo del pubis, sus fibras se dirigen dorsal y caudalmente para insertarse en el centro tendinoso del periné (músculo puboperineal), en el músculo esfínter externo del ano, (músculo puboanal), alcanzando finalmente el cóccix. En su trayecto, algunas de sus fibras se anclan en la pared vaginal (músculo pubovaginal) o en la fascia prostática en el hombre (músculo elevador de la próstata o puboprostático). El entrecruzamiento de sus fibras por delante y por detrás del recto contribuye a formar el hiato rectal. Defectos en la unión con el centro tendinoso se observan hasta en un 20 % de las mujeres primíparas, siendo muy frecuentes en pacientes con incontinencia de esfuerzo.

3.2   *Músculo puborrectal*

Sus fibras, originadas en la cara posterior del pubis, envuelven los fascículos más internos del músculo pubococcígeo. Su vientre muscular rodea a modo de lazo la cara posterior de la curvatura perineal del recto, uniéndose a la pared lateral y anterior del mismo. Ambos músculos puborrectales delimitan entre sí en la línea media, por delante del recto, el hiato urogenital. La inervación del músculo elevador del ano procede de colaterales de S4 por su cara endopelviana. Sin embargo, el músculo puborrectal recibe inervación independiente del resto del músculo por su cara perineal, procedente de ramas colaterales del nervio rectal inferior. Su función básica es el estrechamiento del ángulo anorrectal, mientras que el resto de fibras del elevador del ano tendrían una acción dilatadora al disminuir la flexura anorrectal. Estas características hacen que algunos autores lo hayan considerado un músculo independiente del resto de fibras del músculo elevador del ano (Shafik, 1975).

3.3 Músculo iliococcígeo

Fibras musculares que tienen su origen a lo largo del arco tendinoso del elevador del ano, refuerzo de la fascia obturatriz. Sus fibras, oblicuas hacia dentro, abajo y atrás, se insertan en el ligamento anococcígeo y en el borde lateral del cóccix.

Funcionalmente, Rouvière y Delmas (2005) consideran que el músculo pubococcígeo y el músculo iliococcígeo constituyen la denominada «porción externa o elevadora» del músculo elevador del ano, cuya contracción desplaza hacia arriba y hacia delante el conducto anal tendiendo a su dilatación por tracción sobre su pared anterior lateral. Por su parte, el músculo puborrectal constituye la «porción interna o esfinteriana», que ejerce una función constrictora al acercar la pared posterior del recto a su pared anterior (véase la figura 2).

3.4 Músculo coccígeo

Sus fibras, la mayoría de naturaleza tendinosa, se disponen en el mismo plano que el músculo elevador del ano contiguas a su borde posterior. Se origina en la espina ciática y en el ligamento sacroespinoso, insertándose en la cara lateral de cóccix y sacro. Entre su borde posterior y el margen inferior del músculo piriforme transita el pedículo vásculo-nervioso glúteo inferior. Su cara posteroinferior está apoyada sobre el ligamento sacroespinoso.

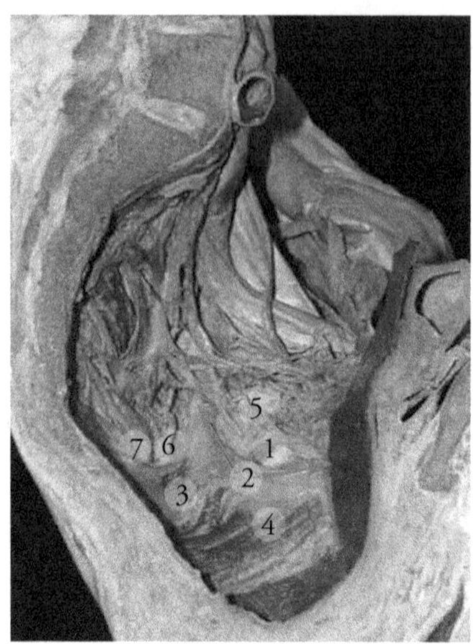

*Figura 2. Hemipelvis femenina que muestra la disposición del músculo elevador del ano.
1 = músculo elevador del ano; 2 = arco tendinoso del músculo elevador del ano;
3 = músculo coccígeo; 4 = músculo iliococcígeo; 5 = paquete vasculonervioso obturador;
6 = arteria pudenda interna; 7 = nervio pudendo.*

La acción conjunta del músculo coccígeo y del músculo elevador del ano provoca el estrechamiento del hiato urogenital con levantamiento del recto y la vagina en la mujer hacia la sínfisis del pubis, cuya traslación implica la angulación y la reducción de la luz de ambas estructuras (Domènech-Mateu, 1982).

4   Fascia pélvica (fascia pelvis)

Cubierta de tejido conectivo considerada la prolongación de la fascia transversal abdominal en la pelvis (Dauber, 2006). Se divide en una hoja visceral para las vísceras pélvicas y una hoja parietal situada sobre Villas paredes de la pelvis. La fascia pélvica se encuentra separada del peritoneo pélvico por el espacio pelvivisceral (espacio pelvirrectal superior de Richet a la altura del recto), ocupado por tejido adiposo extraperitoneal, fascia extraperitoneal o cuerpo intrapélvico, lugar de tránsito de los vasos y plexos hipogástricos.

La fascia pélvica visceral, o fascia endopelviana (Lierse, 1987), envoltura de tejido conectivo que recubre las vísceras pélvicas, está especialmente desarrollada sobre la vejiga urinaria y la ampolla rectal. Sus fibras se condensan por delante del recto constituyendo la fascia o tabique rectovaginal (rectoprostática en el hombre). A este nivel se observan fibras de musculatura lisa que se extienden desde el fondo del saco rectouterino, o rectovesical, al centro fibroso del periné.

La fascia pélvica parietal cubre los músculos elevador del ano, coccígeo, piriforme y obturador interno. A nivel del músculo obturador interno, la fascia pélvica parietal presenta un refuerzo tendinoso en forma de arco, que se extiende desde la sínfisis púbica hasta la espina ciática sobre el músculo elevador del ano. Este arco tendinoso de la fascia pélvica corresponde a una línea en la que vasos y nervios viscerales abandonan la pared lateral de la pelvis y donde el tejido conectivo pelviano está, de manera especial, fuertemente unido con la pared de la pelvis. Su longitud media en línea recta desde el pubis a la espina ciática es de 66,2 mm, y su distancia máxima y mínima al nervio pudendo en la espina ciática es de 74,3 mm – 23 mm (Porta y cols., 2008). (Véanse las figuras 2 y 3.)

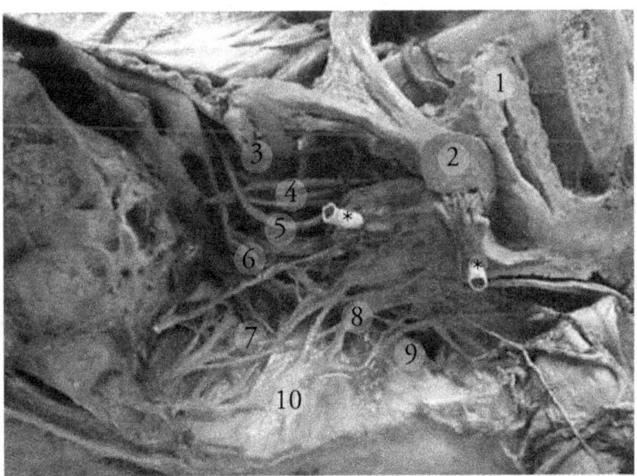

Figura 3. Hemipelvis femenina que muestra la colocación de las cánulas anterior y posterior (*) para el paso de instrumental médico en el tratamiento del prolapso del compartimento anterior con kit de malla. 1 = vejiga; 2 = útero; 3 = arteria umbilical; 4 = arteria uterina; 5 = uréter; 6 = arteria pudenda interna; 7 = nervio pudendo; 8 = plexo hipogástrico inferior; 9 = músculo elevador del ano; 10 = músculo coccígeo.

El recubrimiento fascial de los músculos elevador del ano y coccígeo (diafragma pélvico) se desdobla en dos hojas, una superior y otra inferior, entre las que se encuentran situados dichos músculos. La fascia superior de diafragma pélvico forma el suelo del espacio subperitoneal o pelvirrectal superior de Richet (donde se encuentra el uréter, el deferente y los vasos y nervios de las vísceras pélvicas). La fascia inferior del diafragma pélvico tapiza el techo de la fosa isquioanal (isquiorrectal), continuándose por fuera con la aponeurosis del músculo obturador interno (Lierse, 1987).

5   Periné posterior

La musculatura propia del periné posterior está constituida por el esfínter anal externo y el esfínter anal interno.

5.1   Músculo esfínter anal externo

Formado por musculatura estriada, en él podemos diferenciar fibras subcutáneas que irradian a la piel del periné, fibras superficiales de morfología elíptica que se insertan por delante en el centro fibroso del periné y por detrás en el ligamento anococcígeo, y fibras profundas de disposición circular, situadas a 3-4 cm del orificio anal, que se unen al músculo puborrectal. Su inervación procede del nervio pudendo.

5.2   Músculo esfínter anal interno

Fibras musculares lisas de disposición circular que rodean los dos tercios superiores (1-2 cm) del canal anal.

6   Sistema no estriado del suelo pelviano

En la constitución del suelo pélvico debemos también considerar la presencia de un sistema no estriado formado por fibras de tejido conectivo de disposición transversal, sagital y frontal que rodean a los órganos alojados en la cavidad pelviana y que participan en su anclaje y sostén. En el plano sagital, con fibras de disposición anteroposterior, destacan el ligamento pubovesical y el ligamento anococcígeo; en el plano transversal, destaca el ligamento cardinal del útero, constituido por el borde inferior del parametrio, mientras que en el plano coronal, el principal elemento conectivo es el ligamento ancho del útero.

7 Vascularización e inervación del suelo pelviano

La arteria pudenda interna es la responsable de la irrigación del periné y los órganos genitales externos. Tras su origen en el tronco de división anterior de la arteria hipogástrica, desciende en la cavidad pélvica por delante del plexo sacro y lateral al nervio pudendo. Rodea dorsalmente la espina ciática para alcanzar el periné, donde sigue un trayecto inicial hacia abajo y adelante en la pared externa de la fosa isquioanal, en un desdoblamiento de la aponeurosis del músculo obturador interno denominado conducto de Alcock. Después, su trayecto anterior se incurva hacia arriba siguiendo la cara interna de la rama isquiopubiana, quedando situada en el ángulo de unión entre la aponeurosis del músculo obturador interno y la hoja profunda de la membrana perineal, hasta alcanzar el

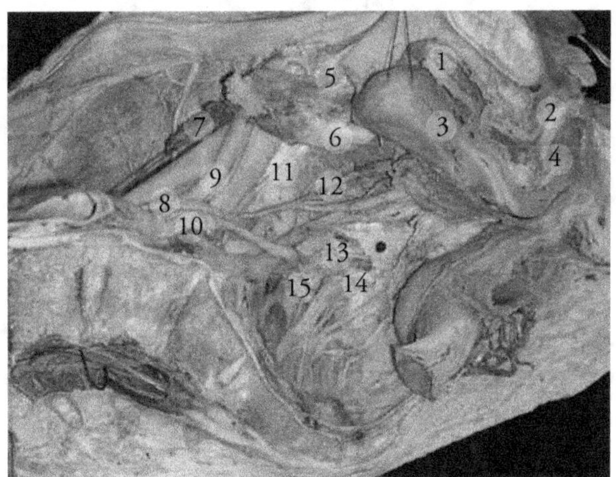

Figura 4. Hemipelvis femenina que muestra la vascularización e inervación pelviana.
1 = vejiga; 2 = uretra; 3 = útero; 4 = tabique uretrovaginal; 5 = trompa; 6 = ovario;
7 = ligamento suspensorio; 8 = uréter; 9 = arteria ilíaca externa; 10 = arteria
hipogàstrica; 11 = nervio obturador; 12 = arteria uterina; 13 = arteria pudenda interna;
14 = nervio pudendo; 15 = arteria glútea inferior; • = espina ciática.

borde inferior de la sínfisis del pubis, donde emite su rama terminal (arteria dorsal del clítoris/arteria dorsal del pene).

A lo largo de su trayecto (véase la figura 4) emite ramas colaterales para las paredes de canal anal (arterias hemorroidales inferiores), el periné superficial (arteria perineal superficial), los cuerpos eréctiles (arteria bulbar, arteria cavernosa) y la cara anterior de la vejiga urinaria (arteria vesical anterior) (Testut y Jacob, 1975).

La inervación somática del suelo pelviano depende principalmente del plexo pudendo, formado por la rama anterior de S4 a la que se unen ramas anastomóticas procedentes de S2 y S3. Se encuentra situado sobre el músculo coccígeo y cubierto por la misma aponeurosis que cubre el plexo sacro. Las ramas colaterales del plexo pudendo son: ramas viscerales hacia el recto; vejiga urinaria y vagina, directamente o a través del plexo hipogástrico; ramas musculares para el elevador del ano (S3-S4) y coccígeo (S4); ramos perineales y los nervios clúneos inferiores (Romanes, 1988).

La rama terminal es el nervio pudendo (S2, S3, S4). En su trayecto, rodea dorsalmente la espina ciática y se sitúa en la pared externa de la fosa

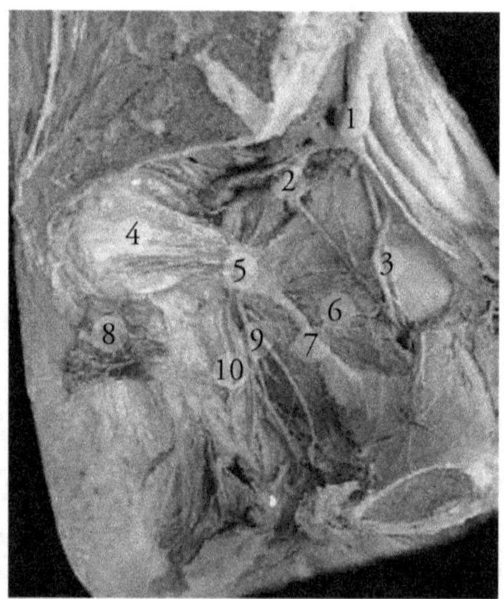

Figura 5A. Hemipelvis femenina que muestra el origen y distribución perineal del nervio pudendo. 1 = arteria hipogástrica; 2 = tronco anterior de la arteria hipogástrica; 3 = nervio obturador; 4 = músculo coccígeo; 5 = espina ciática; 6 = músculo obturador interno; 7 = arco tendinoso del músculo elevador del ano; 8 = músculo iliococcígeo revertido; 9 = arteria pudenda interna; 10 = nervio pudendo y ramos perineales.

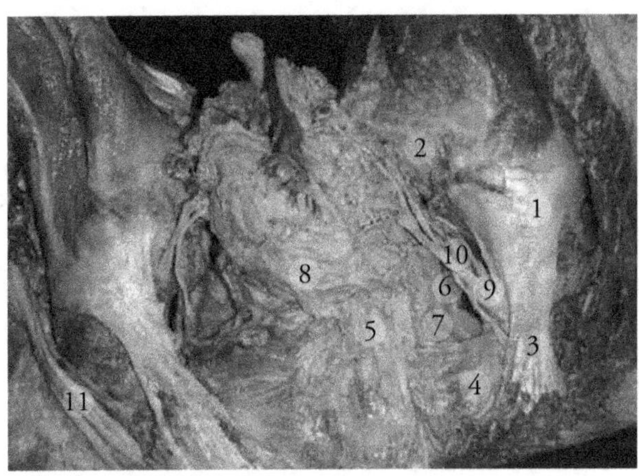

Figura 5B. Imagen de la fosa isquioanal en visión inferior correspondiente a una pelvis femenina. 1 = tuberosidad isquiática; 2 = rama isquiopubiana; 3 = ligamento sacrotuberoso; 4 = músculo coccígeo y ligamento sacroespinoso; 5 = ligamento anococcígeo; 6 = fosa isquioanal; 7 = músculo elevador del ano; 8 = fibras del músculo esfínter anal externo; 9 = nervio pudendo; 10 = arteria pudenda interna; 11 = nervio ciático.

isquioanal, por debajo del músculo elevador del ano, acompañando a los vasos pudendos internos en el conducto de Alcock (véanse las figuras 5A y 5B). La espina ciática es un punto de referencia clave en el trayecto del nervio pudendo. A este nivel, el nervio queda situado medial a la arteria pudenda interna, y a una distancia de la rama isquiopubiana que oscila entre 77,2 y 83,1 mm (Porta y cols., 2008).

Da origen al nervio rectal inferior para el músculo esfínter externo del ano; tras un corto trayecto en la fosa isquioanal, se divide por encima de la tuberosidad isquiática en sus dos ramas terminales: una inferior o nervio perineal y una superior o nervio dorsal del clítoris que acompaña a la arteria homónima. En más del 50 % de los casos, el origen del nervio rectal inferior tiene lugar una vez el nervio pudendo sobrepasa la espina ciática. No obstante, son frecuentes las variaciones a este nivel, de forma que en un 20 % el nervio rectal inferior se origina directamente del plexo sacro, mientras que en un 23 % su origen en el nervio pudendo es previo a su paso por detrás de la espina ciática (Mahakkanukrauh, 2005). Por su parte, el nervio perineal alcanza el borde posterior del músculo tranverso profundo, donde se divide en una rama perineal superficial y una rama profunda que inerva los músculos del triángulo isquiobulbar.

BIBLIOGRAFÍA

1. Domènech Mateu, JM. (1982): «Anatomía del aparato genital femenino». Dexeus, S. (ed). *Tratado de obstetricia Dexeus*. Salvat Ed., Barcelona.
2. Dauber, W. (2006): *Feneis. Nomenclatura anatómica ilustrada* (5ª ed.). Ed. Masson, Barcelona.
3. International Federation of Associations of Anatomists (IFAA) and Federative Commitee of Anatomical Terminology (FCAT) (2001): *Terminología anatómica*. Ed. Médica Panamericana, Madrid.
4. Latarjet, M.; Riuz Liard, A. (2007): *Anatomía humana* (5ª ed.). Ed. Panamericana, Barcelona.
5. Lierse, W. (1987): *Applied Anatomy of the Pelvis*. Springer-Verlag, Berlin.
6. Mahakkanukrauh, P.; Surin, P.; Vaidhayakarn, P. (2005): «Anatomical study of the pudendal nerve adjacent to the sacrospinous ligament». *Clin. Anat.* 18: 200-05.
7. Moore, K.; Dalley, A.; Agur, A. (2010): *Anatomía con Orientación clínica* (6ª ed.). Ed. Lippincott, Madrid.
8. Oelrich, TM. (1983): «The striated urogenital sphincter muscle in the female». *Anat. Rec.* 205: 223-32.
9. Porta, O.; Reina, F.; Girvent, M.; Villasboas, D.; Ojeda, F. (2008): «Distancias anatómicas de la pelvis en relación con las técnicas quirúrgicas a través del foramen obturador». *Prog. Obstet. Ginecol.* 51(3): 111-16.
10. Romanes, GJ. (1988): *Tratado de anatomía de Cunninghan*. Ed. Interamericana, Madrid.
11. Rouvière, H.; Delmas, A. (2005): *Anatomía humana: descriptiva, topográfica y funcional* (11ª ed.). Ed. Masson, Barcelona.
12. Shafik, A. (1975): «New concept of the anatomy of the anal sphincter mechanism and the physiology of defecation. II. Anatomy of the levator ani muscle with special reference to puborectalis». *Invest Urol.* 13: 175-82.
13. Testut, L.; Jacob, O. (1975): *Tratado de anatomía topográfica* (vol. 2). Salvat Eds., Barcelona.
14. Wei, JT.; De Lancey, JO. (2004): «Functional anatomy of the pelvic floor and lower urinary tract». *Clin. Obstet. Gynecol.* 47(1): 3-17.
15. Williams, PL. (1998): *Anatomía de Gray*. Ed. Harcourt / Churchill-Livingstone, Madrid.

Capítulo 2

Fundamentos anatomofuncionales para el tratamiento quirúrgico de la incontinencia urinaria

P. ARAÑÓ

1 Mecanismos fisiopatológicos de la incontinencia urinaria por insuficiencia esfinteriana en la mujer

Se han descrito dos mecanismos fisiopatológicos como causa de insuficiencia esfinteriana en la mujer:[1]

- Alteración intrínseca de los componentes uretrales, que se traduciría en un déficit de coaptación uretral y se manifestaría ya sea de forma continua (incontinencia en reposo) o en los momentos de aumento de la presión intraabdominal (incontinencia con tos, Valsalva,…). La incontinencia urinaria debida a este mecanismo se conoce como:

  - Incontinencia por insuficiencia esfinteriana intrínseca (IEI o ISD, del ingles *Intrinsic Sphincter Deficiency).*
  - Incontinencia tipo III (Blaivas).[2]
  - Incontinencia con uretra fija.

- Alteración de las estructuras anatómicas de vecindad (suelo pélvico) que se traduciría en una falta de «apoyo» de la uretra durante las maniobras de Valsalva. La incontinencia urinaria debida a este mecanismo se conoce como:

  - Incontinencia anatómica.
  - Incontinencia tipo II (Blaivas).
  - Incontinencia por uretra hipermóvil.

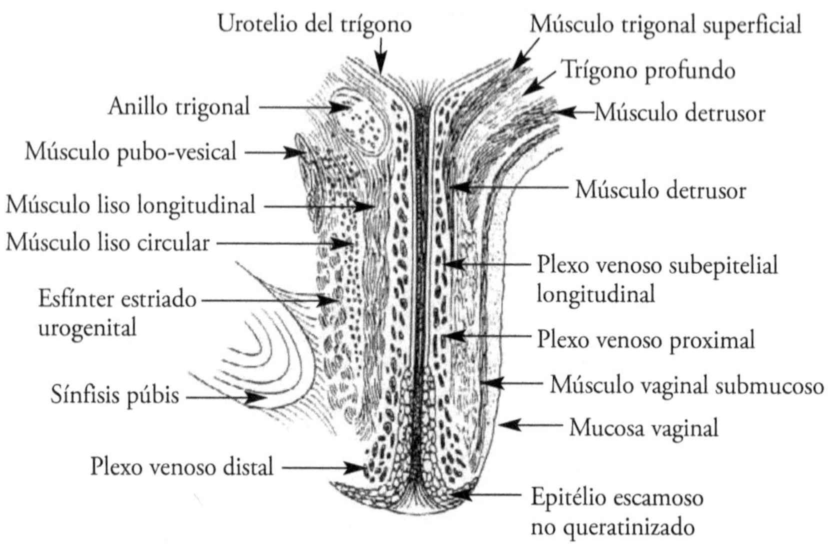

Figura 1. Estructuras intrínsecas de la uretra femenina. Uretra muscular.

Es posible, y probablemente frecuente, que en muchas de las pacientes coexistan ambos mecanismos, con preponderancias variables según los casos, aunque no es infrecuente encontrar casos puros de ambas situaciones.

Las estructuras intrínsecas de la uretra femenina (véanse las figuras 1 y 2) son las siguientes:

- Mucosa uretral.
- Corion vascular submucoso.
- Músculo esquelético.
- Músculo liso.
- Tejido conectivo y elástico, especialmente colágeno.
- Inervación.

1.1 *Mucosa uretral y corion vascular submucoso*

Son las capas más internas de la uretra y tienen la particularidad de ser hormonosensibles, siendo un buen nivel estrogénico un factor fundamental para un buen trofismo de estas dos capas, lo que tiene su repercusión en mujeres menopáusicas.

1.2   Músculo esquelético o estriado

Se compone de dos partes:

- *Músculo esquelético intrínseco,* que se distribuye en forma circular alrededor de la uretra, con mayor representación en su cara anterior y en el que predominan fibras tipo I o de contracción lenta.
- *Músculo esquelético extrínseco,* o suelo pélvico propiamente dicho, con un hiato central por el que transitan la uretra, la vagina y el recto. Son también importantes desde el punto de vista funcional las inserciones «perimetrales» ya sea a los huesos o a los ligamentos de la pelvis. En este componente predominan las fibras tipo II o de contracción rápida.

1.3   Músculo liso

Es más abundante en la uretra proximal. En la uretra media se solapa con el componente de músculo esquelético, situándose por dentro de él.

Tiene una conformación circular o en forma de «anillo» en el cuello de la vejiga. Más distalmente se distribuye en dos capas periuretrales, una interna longitudinal y otra externa circular.

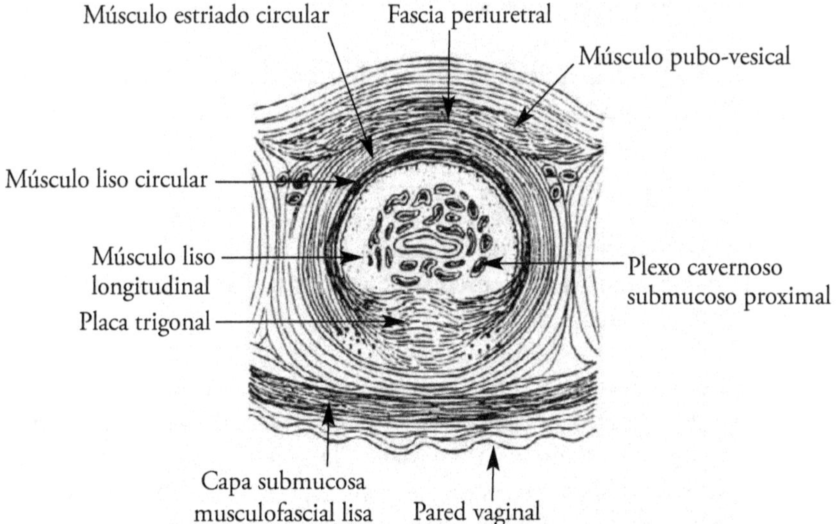

Figura 2. Uretra femenina. Otras estructuras uretrales.

1.4   *Tejido conectivo*

El tejido conectivo y elástico, en especial el colágeno, es importante también en la incontinencia urinaria tanto por su predominio en asociación con el músculo liso como por su participación en las estructuras ligamentosas y aponeuróticas de la pelvis.

Se han descrito trece tipos distintos de colágeno, se ha asociado la incontinencia urinaria a la preponderancia relativa de los tipos de colágeno, que pueden variar en función de circunstancias temporales y de factores congénitos y se ha demostrado la disminución del colágeno tipo I[3,4] en pacientes menopáusicas con respecto a pacientes premenopáusicas.

1.5   *Inervación*

La inervación del componente de músculo esquelético corresponde al sistema nervioso somático y, por lo tanto, bajo control voluntario y se vehiculiza a través del nervio pudendo.

La inervación del componente de músculo liso corresponde al sistema vegetativo y es mixta, colinérgica y adrenérgica.

La inervación adrenérgica es la más importante. Corresponde al sistema simpático, y se vehiculiza a través del nervio hipogástrico. Existe una preponderancia de receptores alfa 2, y su neurotransmisor es la norepinefrina.

La inervación colinérgica es menos importante, corresponde al sistema parasimpático, siendo vehiculizada a través del nervio pélvico. Neurotransmisor, la acetilcolina.

2   Factores y mecanismos involucrados o invocados en la fisiopatología de la incontinencia urinaria por insuficiencia esfinteriana intrínseca

- *Factores hormonales.* Dada la hormonosensibilidad de la mucosa uretral y el corion vascular submucoso, los niveles de deprivación estrogénica (menopausia) favorecen la incontinencia al disminuir el trofismo de estas estructuras. También con la menopausia se produce un cambio en las abundancias relativas de los distintos tipos de colágeno.

- *Cambios en los tipos y en las abundancias relativas de colágeno.*
- *Fibrosis como respuesta a agresiones.* Los procesos inflamatorios, la actuación quirúrgica y la radioterapia en la zona, producen como resultado la fibrosis del área afecta. Esto provoca un reemplazo del tejido normofuncionante por tejido fibroso no elástico y carente de función, lo que disminuye la capacidad de coaptación uretral y aumenta el riesgo de incontinencia.
- *Denervaciones periféricas y parcelares.* Se han demostrado denervaciones de ramas periféricas del nervio pudendo como resultado de agresiones durante partos prolongados o distócicos.[5] Esta denervación produce una menor capacidad contráctil y una atrofia de las capas musculares de la uretra.

3 Estructuras anatómicas o de vecindad y de apoyo de la uretra y la vejiga femeninas (véanse las figuras 3 y 4)

- Ligamento pubouretral.
- Fascia endopélvica.
- Inserciones de la fascia endopélvica
- Músculos del suelo pélvico.
- Pared anterior vaginal.

3.1 Ligamento pubouretral

Se inserta en la sínfisis del pubis. De allí progresa en sentido posterior e inferior abrazando la uretra por su cara posterior. Podría ser considerado el «cabestrillo» natural que, junto con otras estructuras adyacentes, sirve de apoyo a ésta, especialmente durante las maniobras de Valsalva.

3.2 Fascia endopélvica con sus inserciones

Es un complejo aponeurótico que en la zona media recubre los músculos del suelo pélvico y se inserta periféricamente en huesos (cara posterior del pubis) y en estructuras ligamentosas (arco tendíneo, fascia pelvis, ligamentos cardinales, ligamento sacrociático), ofreciendo apoyo inferior a las vísceras pelvianas.

3.3   *Músculos del suelo pélvico*

Complejo muscular, recubierto en algunas zonas por la fascia endopélvica, compuesto por diferentes músculos o haces musculares, que constituyen en conjunto esta estructura muscular en forma de plancha o suelo que cierra la pelvis y la cavidad abdominal por su parte inferior. Los músculos que forman el suelo pélvico son:

- Isquiocavernoso.
- Bulbocavernoso.
- Transverso superficial del periné.
- Transverso profundo del periné.
- Elevador del ano:

  - Pubococcígeo. Desde los trabajos de De Lancey, puede hablarse del músculo pubovisceral, que engloba a diferentes haces, según las relaciones que establecen con las estructuras del hiato: de medial a externo, pubovaginal, puboperineal y puboanal.
  - Puborrectal.
  - Ileococcígeo.

- Obturador interno.

3.4   *Pared vaginal anterior*

Contribuye a la función de apoyo o de sostén tanto de la uretra como de la vejiga. Esta labor de sostén la realizan también las estructuras ligamentosas y aponeuróticas correspondientes al ligamento pubouretral y a la fascia endopélvica.

4   Factores y mecanismos involucrados o invocados en la fisiopatología de la incontinencia urinaria por uretra hipermóvil

Cualquier situación que provoque una disminución en el tono o en la rigidez de las estructuras de apoyo uretral, puede provocar una falta o disminución de dicho apoyo durante el Valsalva y, por lo tanto, una incontinencia tipo II.

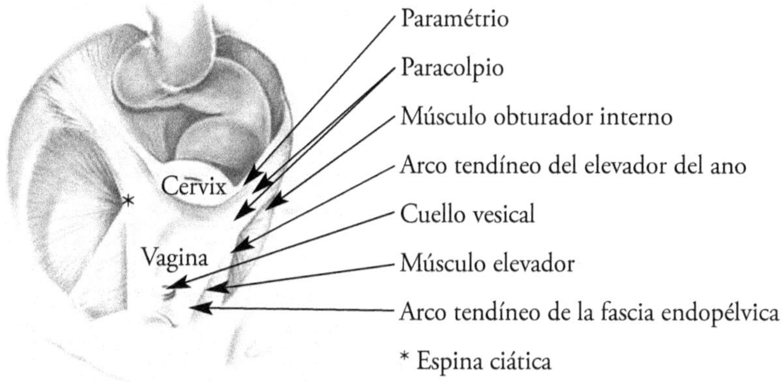

Figura 3. Estructuras de apoyo de la uretra y la vagina.

Se han difundido tres teorías fisiopatológicas que podrían explicar la incontinencia urinaria tipo II:

- Teoría de la transmisión de presiones (Enhöring).[8]
- Teoría de la «hamaca» (De Lancey).[9]
- Teoría integral del suelo pélvico (P. Petros).[10]

4.1 Teoría de la transmisión de presiones (Enhöring)

Esta teoría ya algo olvidada y sobrepasada se fundamenta en un mecanismo de transmisión pasiva de los aumentos de la presión abdominal a la uretra, produciendo su cierre, siempre y cuando:

- El suelo pélvico disponga de una rigidez suficiente para evitar la fuga de presión intraabdominal durante el Valsalva y permita dicha transmisión pasiva.
- Los dos tercios proximales de la uretra se encuentren en situación intraabdominal y, por lo tanto, participen, como cualquier víscera intraabdominal, de los acontecimientos presores que ocurren en la cavidad abdominal.

Este mecanismo pasivo de transmisión de presiones actuaría sinérgicamente para mantener la continencia, con un mecanismo de contracción refleja del suelo pélvico durante las maniobras de Valsalva.

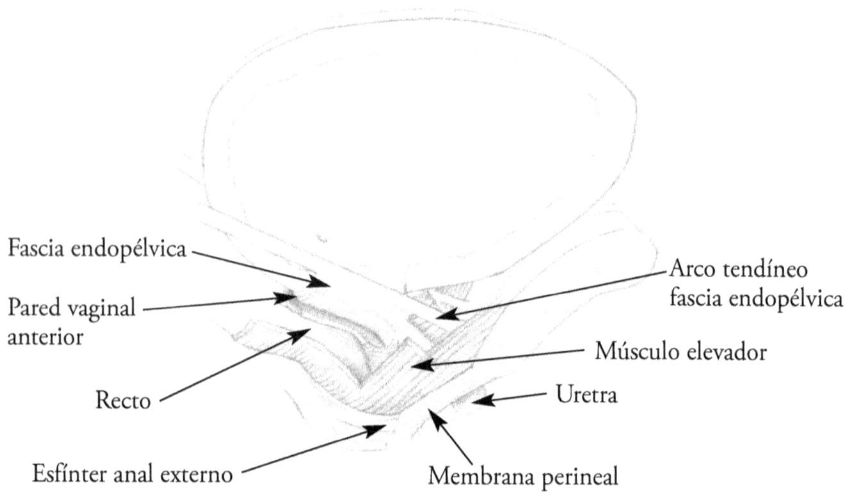

Figura 4. Estructuras de apoyo. Teoría de la «hamaca» de De Lancey.

4.2   *Teoría de la «hamaca» (De Lancey)* (véanse las figuras 3 y 4)

De Lancey diseccionó cuarenta y dos cadáveres en fresco y realizó trece secciones pélvicas también en fresco. Estudió las estructuras anatómicas involucradas en el soporte uretral y determinó que éstas eran las siguientes:

- Fascia endopélvica.
- Pared anterior vaginal.
- Inserciones de estas estructuras al arco tendíneo de la fascia endopélvica y al músculo elevador del ano.

Determinó que los aumentos de la presión abdominal comprimían la uretra contra estas estructuras de soporte semejantes a una hamaca, logrando un cierre de su lumen a este nivel.

4.3   *Teoría integral de la incontinencia urinaria femenina y del suelo pélvico*

Esta teoría es un marco anatomicodinámico e interrelacionado para comprender la función y la disfunción del suelo pélvico.

Su principio fundamental es que «el restablecimiento de la forma (estructura) se traduce en el restablecimiento de la función».

La teoría integral considera que una función normal del suelo pélvico se basa en un sistema interrelacionado y equilibrado, formado por músculos, tejido conjuntivo y nervios, siendo el tejido conjuntivo el más vulnerable a las lesiones.

Esta visión estructural y dinámica del suelo pélvico a través de la citada teoría, es herramienta también en el diagnóstico de la función y de las disfunciones del suelo pélvico y se aplica asimismo en el momento de comprender e indicar distintos tratamientos rehabilitadores y quirúrgicos de estas disfunciones.

Desde el punto de vista de la incontinencia urinaria femenina, la teoría integral establece que la incontinencia de esfuerzo y la incontinencia por urgencia provienen por distintos mecanismos, del mismo defecto anatómico, la laxitud vaginal.

Esta laxitud vaginal puede estar causada por un defecto intrínseco de la pared vaginal propiamente dicha y por un defecto de las estructuras de soporte, por ejemplo ligamentos, músculos y sus inserciones de tejido conectivo.

La vagina tiene una doble función:

— Transmite los movimientos musculares involucrados en el cierre y apertura del cuello vesical «T».
— Función estructural que evita la urgencia mediante el soporte de los receptores de estiramiento en la uretra proximal y en el cuello vesical.

Las alteraciones del colágeno y de la elastina en el tejido conectivo de la vagina y en sus soportes ligamentosos, pueden ocasionar laxitud de la vagina. Esta laxitud provoca un efecto de disipación o de falta de transmisión de las contracciones musculares, causando incontinencia de esfuerzo o activación del reflejo de la micción (hiperactividad del detrusor) mediante la estimulación de los receptores de estiramiento de la base vesical, lo que provoca urgencia, frecuencia, con o sin incontinencia y nocturia.

Bibliografía

1. Mostwin J.; Bourcier, A.; Haab F.; Koelb, H. (2005): Apartado «Pathophysiology of Stress Urinary, Incontinence in women; urethral structure, support and function» del capítulo 8 «Pathophysiology of Urinary Incontinence, Fecal Incontinence and Pelvic Organ Prolapse» del volumen 1 «Basics and Evaluation» del libro *Incontinence*. Editores: Paul Abrams, Linda Cardozo, Saad Khoury y Alan Wein. © Health Publication Ltd, 2005.

2. Blaivas, J.G.; Olsson, C.A. (1988): «Stress Incontinence: Classification and surgical approach». *J. Urol.*, 139(4); 727-31.

3. Takano, C.C. *et al.* (2003): «Analysis of collagen in parametrium and vaginal apex of women with and without uterine prolapse». *Int. Urogynecol. J. Pelvic Floor Dysfunction* 14(5); 311-14. Discussion 345.

4. Barbiero, E.C. *el al.* (2003): «Analysis of type I collagen in the parametrium of women with and without uterine prolapse according to hoemonal status». *Int. Urogynecol. J. Pelvic Floor Dysfunction.*, 14(5); 331-34. Discussion 334.

5. Allen, R.E. *et al.* (1990): «Pelvic Floor Damage and childbirth: A neurophysiological study». *Br. J. Obstet. Gynaecol.*, 97/9; 770-79.

6. Margulies R., Hsu Y., et al. Appearance of the Levator Ani Subdivisions in Magnetic Resonance Images. Obstet Gynecol, 2006; 107(5):1.064-1.069.

7. Kearney R., Sawhrey R., DeLancey JOL. Levator Ani Muscle Anatomy Evaluated by Origin-Insertion Pairs. Obstet Gynecol, 2004;104:168-73

8. Enhöring. (1961): «Simultaneous recording of intra-vesical and intra-urethral pressure: A study on urethral closure in normal and stress incontinent women». *Acta Chir. Scand.* Suppl 276: 1-68.

9. De Lancey. (1994): «Structural support of the urethral as it relates to stress urinary incontinence: The hammock hypothesis». *Am. J. Obstet. Gynecol.*; 170: 1713-20.

10. Petros, P.E.; Ulmstein, U.I. (1990): «An Integral Theory of female urinary incontinence: Experimental and clinical considerations». *Acta Obstet. Gynecol. Scand.* Suppl; 153: 7-31.

Capítulo 3

Anatomía del abordaje retropúbico

J. L. POZA

Introducción

El espacio retropúbico, también conocido como espacio de Retzius, ha sido utilizado en diferentes técnicas quirúrgicas para el tratamiento de la incontinencia urinaria de esfuerzo (IUE). Este espacio va a ser a lo largo de la historia un lugar de anclaje y de paso de suturas-cintas en las distintas técnicas quirúrgicas que actúan en la uretra o en el cuello vesical para intentar restablecer la continencia urinaria.

En 1910, Goebel[1] describe por primera vez una técnica quirúrgica en la que colocaba los músculos piramidales, por vía retropubiana, por debajo de la uretra para crear un sostén que favoreciera la continencia urinaria. De esta forma, se iniciaba el camino del tratamiento de la incontinencia de orina mediante cabestrillos suburetrales. Esta técnica sería modificada por Frangenheim[2] y Stoeckel, siendo actualmente conocida como técnica de Goebel-Frangenheim-Stoeckel. Más tarde, en 1942, Aldridge[3] utiliza cintas obtenidas de la fascia de los músculos rectos anteriores del abdomen para, retropúbicamente, situarlas debajo de la uretra.

En 1949 Marshall, Marchetti y Krantz[4] describen una nueva técnica quirúrgica retropubiana para el tratamiento de la IUE: la cistouretropexia suprapúbica. La pexia o suspensión de la uretra a un nivel intraabdominal va a permitir reestablecer la continencia urinaria. La uretropexia se consigue al fijar a la sínfisis púbica los puntos colocados parauretralmente. En 1961, Burch[5] realiza la uretropexia retropubiana fijando los puntos parauretrales al ligamento de Cooper. Hoy en día, la técnica de Burch sigue utilizándose y puede realizarse mediante acceso laparoscópico.[6]

Pereyra,[7] en 1959, introduce una nueva técnica quirúrgica para el tratamiento de la IUE al colocar varios puntos en los espacios parauretrales vaginales que son llevados mediante agujas, por detrás del pubis, a la pared abdominal donde se fijan; de esta forma, la pared vaginal anterior y la uretra quedan suspendidas de la pared abdominal. Esta operación crea las bases para el tratamiento quirúrgico de la incontinencia de orina mediante lo que se conoce genéricamente como técnica de agujas. Pereyra modifica su técnica en varias ocasiones, mientras que Stamey[8] o Raz[9] describen variaciones pero siguiendo las premisas establecidas por Pereyra. Estas técnicas quirúrgicas fueron muy utilizadas en la década de 1980. Sin embargo, quedaron relegadas por sus malos resultados y al surgir un nuevo concepto en el tratamiento de la incontinencia de orina: la *tension-free* o las técnicas libres de tensión.

En 1996, Ulmsten[10] revoluciona el tratamiento de la IUE al describir la técnica conocida como TVT *(tension-free vaginal tape)* a partir de la teoría integral de Petros.[11] La novedad de la técnica reside en dos conceptos: el primero, la utilización de una banda suburetral de material sintético (polipropileno); y el segundo, la falta de tensión con la que la banda debe ser colocada. Ésta, dispuesta suburetralmente, es llevada a la piel del abdomen atravesando el espacio retropubiano mediante unas agujas especialmente diseñadas para esta técnica. En 2001, Delorme[12] y, en 2003, De Leval[13] describen la vía transobturadora para colocar la banda suburetral, también libre de tensión. En esta vía de inserción se obvia el espacio retropubiano, ya que la colocación de la banda se realiza en todos sus tiempos quirúrgicos vía perineal, con lo que se elimina el paso ciego de la banda por el espacio retropubiano.

En la actualidad, las técnicas libres de tensión son las técnicas quirúrgicas de elección para el tratamiento de la incontinencia urinaria de esfuerzo en la mujer.

1   Anatomía del espacio retropubiano

El espacio retropubiano, o de Retzius, es un espacio virtual situado en la parte inferior de la cara anterior del abdomen. Como espacio «físico» no existe en el organismo, se crea por disección quirúrgica, por eso se le cataloga como espacio virtual (véase la figura 1).

Al realizar una laparotomía, generalmente de tipo Pfannenstiel, se puede acceder al espacio retropubiano disecando el espacio existente entre

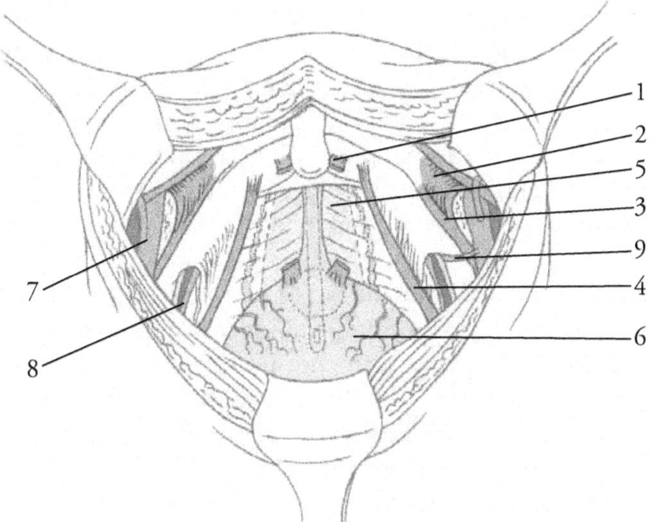

1. Ligamento pubouretral (seccionado).
2. Ligamento lacunar.
3. Ligamento pectíneo o de Cooper.
4. Arco tendíneo.
5. Fascia endopélvica que recubre.
   la pared vaginal anterior.
6. Vejiga urinaria.
7. Vasos ilíacos externos.
8. Vasos obturadores.
9. *Corona mortis.*

Figura 1. Esquema anatómico del espacio retropúbico. Figura original del libro
Anatomie opératoire gynécologie et obstetrique, *de Pierre Kamina.*

la cara posterior de los músculos rectos anteriores del abdomen y la cara externa del peritoneo parietal, en dirección al hueso púbico. Este espacio es, por lo tanto, extraperitoneal. La disección, habitualmente roma, se realiza sobre un tejido conectivo graso, pero muy vascularizado.

En el espacio retropubiano distinguimos una pared anterior, una posterior y dos paredes laterales.[14-16]

1.1 Pared anterior

En ella distinguimos una parte medial y dos paredes laterales:

— La parte medial está formada por la cara posterior de la sínfisis púbica y el cuerpo del pubis. En la porción central se insertan los ligamentos pubovesicales, que desde aquí se dirigen hacia abajo para alcanzar el cuello vesical. Un poco más lateralmente, a cada lado, se encuentra la inserción del músculo pubococcígeo, recubierto por la fascia endopélvica, donde se reconoce el arco tendíneo, un engrosamiento de la misma que se dirige a la espina ciática.

En esta zona, se encuentran las ramas retropubianas de los vasos obturadores y de los vasos pudendos internos.

- La parte lateral está formada por la rama superior del hueso púbico, cuya porción superior presenta un engrosamiento fibroso, es el ligamento de Cooper o ligamento pectíneo. Este ligamento en su origen, cerca de la sínfisis púbica, se continúa con el ligamento lacunar de donde parte el ligamento inguinal para dirigirse a la espina ilíaca anterosuperior. Entre el ligamento de Cooper y el ligamento inguinal se encuentran los vasos ilíacos externos.

  Por debajo del ligamento de Cooper y de la rama superior del pubis se encuentra el agujero obturador, recubierto por el músculo obturador interno. Por la porción más interna y superior del agujero obturador atraviesan los vasos obturadores y el nervio obturador en su camino hacia el periné y el muslo.

  Es posible encontrar cruzando el ligamento de Cooper una variedad de la normalidad de los vasos obturadores. Son los denominados vasos obturadores accesorios o «corona mortis».[17] Estos vasos ponen en comunicación el sistema vascular de la ilíaca externa con los vasos obturadores (ramas de los vasos ilíacos internos).

  Será en el ligamento de Cooper donde se fijarán las suturas parauretrales en la uretropexia de la intervención de Burch.

1.2 *Pared posterior*

Consta de una zona superior y otra inferior:

- La porción superior la forman las paredes inferolaterales de la vejiga urinaria, recubiertas por la fascia umbilicovesical que contiene el plexo venoso vesical anterior.
- La porción inferior la forma la uretra pelviana o superior, que descansa sobre la pared vaginal anterior. A ambos lados de la uretra encontramos los plexos venosos vaginales.

1.3 Pared inferior

Es la base sobre la que descansan la vejiga urinaria y la uretra antes de atravesar el hiato urogenital.

Está constituida por la parte interna del diafragma pelviano, concretamente por el músculo puboccocígeo, recubierto por la fascia endopélvica.

Con los dedos introducidos en los fondos de sacos vaginales, es posible elevar los espacios parauretrales de la pared inferior del espacio de Retzius (véase la figura 3). Esta maniobra, junto con la correcta identificación del globo de la sonda urinaria introducida en la vejiga urinaria, posibilita la correcta ubicación de los puntos parauretrales en la intervención de Burch.

2 Consideraciones clínicas

En la actualidad, dos de las técnicas quirúrgicas con reconocida eficacia en el tratamiento quirúrgico de la IUE en la mujer (la intervención de Burch y la inserción retropúbica de la banda suburetral libre de tensión),[18,19] se realizan a través del espacio retropubiano (véanse las figuras 2 y 3).

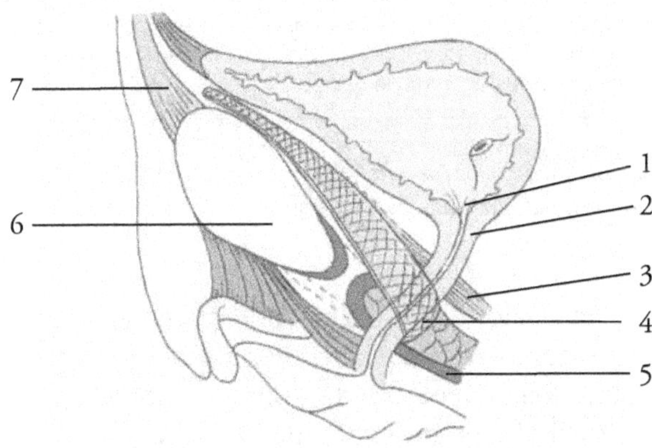

1. Cuello vesical.
2. Uretra.
3. Músculo pubococcígeo.
4. Banda sintética suburetral.
   colocada en la uretra media.

5. Membrana perineal.
6. Pubis.
7. Pared abdominal.

Figura 2. Esquema de la banda suburetral libre de tensión colocada por vía retropúbica. Figura original del libro Anatomie opératoire gynécologie et obstetrique, *de Pierre Kamina.*

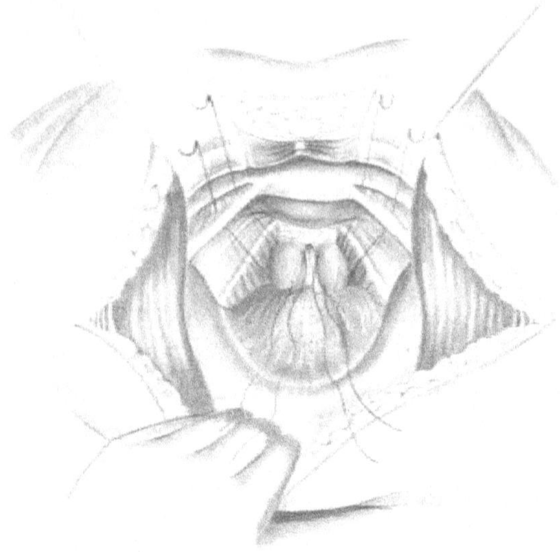

Los dedos índice y medio de la mano izquierda del cirujano están introducidos en la vagina. Deben quedar situados a cada lado de la uretra (identificable, ya que ésta debe hallarse canalizada con una sonda de Foley) presionando hacia arriba la pared vaginal anterior para poder identificar su impronta en la pared inferior del espacio retropúbico. El extremo medial del punto se ancla parauretralmente, por debajo del cuello vesical (identificable por el globo de la sonda de Foley introducido en la vejiga urinaria), mientras que el extremo lateral del punto se fija en el espesor del ligamento pectíneo o de Cooper. Los dos extremos del punto son anudados sin excesiva tensión; de esta forma, se evita desgarrar las estructuras donde están anclados, o suspender excesivamente la uretra, lo que puede provocar disfunciones de vaciado.

Figura 3. Esquema de la colocación de los puntos parauretrales en la intervención de Burch. Figura original del Atlas de Cirugía Ginecológica, *de Käser, Hirsch, Iklé.*

La gran vascularización del espacio, fundamentalmente venosa pero no exclusiva, hace de la hemorragia una complicación frecuente en estas técnicas. En la intervención de Burch, donde el campo operatorio es visible en su totalidad al cirujano, la cuidadosa disección de los espacios parauretrales, la hemostasia cuidadosa y la utilización de drenajes deben prevenir este tipo de complicaciones. Sin embargo, en la inserción retropubiana de las bandas libres de tensión, el paso de las agujas portadoras de la banda por el espacio retropúbico se realiza a ciegas; en esta intervención, únicamente una técnica quirúrgica depurada podrá disminuir el riesgo hemorrágico, ya que se han descrito lesiones vasculares graves durante la realización de la misma.[20]

La elevación de la pared vaginal anterior en la colpouretropexia de Burch facilita el desarrollo a largo plazo de rectoenteroceles;[21] esto parece deberse a una relativa debilidad de la capacidad de sostén de los compartimientos medio y posterior provocada por la fijación de la pared vaginal anterior al ligamento de Cooper.

BIBLIOGRAFÍA

1. Goebel, R. (1910): «Zur operativen beseritigung der angerborenen incontinentia vesicae». *Ztsch. Gyna.k Urol.*; 2: 187-91.
2. Frangenheim, P. (1914): «Zur operative Behaund-lung der inkontinez der mannlichen harnohre». *Verh. Dtsch. Ges. Chir.*; 43: 49-54.
3. Aldridge, AH. (1942): «Transplantation of fascia for relief of urinary stress incontinence». *Am. J. Obstet. Gynecol.*; 44: 398.
4. Marshall, VF.; Marchetti, AA.; Krantz, KE. (1949): «The correction of stress incontinence by a simple vesiourethral suspension». *Surg. Gynecol. Obstet.*; 88: 509-18.
5. Burch, JC. (1961): «Urethrovaginal fixation to Cooper's ligament for correction of stress incontinence, cistocele and prolapsed». *Am. J. Obstet. Gynecol.*; 81: 281-85.
6. Vancaille, TG.; Schuessler, W. (1991): «Laparoscopic bladder neck suspension». *J. Laparoendosc. Surg.*; 1: 169-73.
7. Pereyra, AJ. (1959): «A simplified procedure for the correction of stress incontinence in women». *West. J. Surg.*; 67: 223-26.
8. Stamey, TA. (1973): «Endoscopic suspension of vesical neck for urinary incontinence». *Surg. Gynecol. Obstet.*; 136: 547-54.
9. Raz, S. (1981): «Modified bladder neck suspension for female stress incontinence». *Urology*; 17: 82-85.
10. Ulmsten, U.; Henrikson, L.; Johnson, P.; Varhos, G. (1996): «An ambulatory surgical procedure under local anesthesia for treatment of female urinary incontinence». *Int. Urogynecol. J.*; 7: 81-86.
11. Petros, PP. (2006): *Suelo pélvico en la mujer. Función, disfunción y tratamiento según la teoría integral.* Ediciones Mayo, Barcelona.
12. Delorme, E. (2001): «Transobturator urethral suspension: mini-invasive procedure in the treatment of stress urinary incontinence in women». *Prog. Urol.*; 11: 1306-13.
13. De Leval, J. (2003): «Novel surgical technique for the treatment of female stress urinary incontinence: transobturator vaginal tape inside-out». *Eur. Urol.*; 44:724-30.
14. Käser, O.; Hirsch, HA.; Iklé, FA. (2000): *Atlas de cirugía ginecológica.* Marban Libros S.L., Madrid.
15. Kamina, P. (2000): *Anatomie Opératoire Gynecologie et Obstétrique.* Éditions Maloine, París.
16. Bent, AE.; Ostergard, DR.; Cundiff, GW.; Swift, SE. (2003): *Ostergard's urogynecology and pelvic floor dysfunction.* Lippincott Williams and Wilkins, Filadelfia.
17. Guvenir, O.; Serkan, E.; Huseyin, S.; Ozic, Y.; Ozic, U. (2004): «The incidence and location of corona mortis». *Acta Orthop. Scand.*; 75(1): 53-55.

18. Dean, NM.; Ellis, G.; Wilson, PD.; Herbison, GP. (2006): «Laparoscopic colposuspension for urinary incontinence in women». *Cochrane Database Syst. Rev.*;3:CD002239.

19. Nilsson, CG.; Palva, K.; Rezapour, M.; Falconer, C. (2008): «Eleven years prospective follow-up of the tension-free vaginal tape procedure for treatment of stress urinary incontinence». *Int. Urogynecol. J. Pelvic Floor Dysfunct.*; 19:1043-47.

20. Iskander, MN.; Kent, A.; Zilbert, AW.; Farrell, SA. (2002): «External iliac artery laceration during tension-free vaginal tape procedure». *Int. Urogynecol. J. Pelvic Floor Dysfunct.*; 13 (4): 274.

21. Stanton, SL. (1984): «The Burch colposuspension procedure». *Acta Urol. Belg.*; 52:280-82.

Capítulo 4

Anatomía del foramen obturador

M. Girvent, F. Ojeda

Introducción

El foramen obturador está situado en la pelvis, por debajo de la cavidad cotiloidea y por arriba en relación con la escotadura isquiopubiana. Sus márgenes, en forma triangular, están formados por los tres huesos pélvicos (ilion, isquion y pubis) y, concretamente, por la unión de la rama horizontal del pubis, la rama ascendente del isquion y el cuerpo isquiático.

Está tapizado por la membrana obturatriz que cubre toda su superficie excepto por un pequeño canal que deja en su margen superolateral para el conducto obturador.

Las estructuras anatómicas relacionadas con el foramen, de dentro hacia fuera de la pelvis y en posición ginecológica, son: músculo obturador interno, membrana obturatriz, músculo obturador externo y el paquete de los músculos aductores; el mayor a nivel inferior, seguido por el aductor corto, el gracilis más arriba y el aductor largo en una posición superior al foramen (véase la figura 1A y B).

Debemos tener en cuenta dos paquetes vasculonerviosos en relación con el foramen obturador:

- El *paquete vasculonervioso obturador*, compuesto por la arteria y la vena obturatriz, que se dividen en rama anterior y posterior siguiendo el margen del foramen, y el nervio obturador, que se forma de las raíces lumbares L2, L3 y L4, desciende por la cara lateral de la pelvis y en el canal obturador o subpubiano se divide también en rama anterior y posterior separadas por el músculo aductor corto. La rama anterior inerva los músculos aductores y el gracilis, mientras que la rama posterior llega hasta la fosa poplítea inervando los músculos aductores mayor y corto.

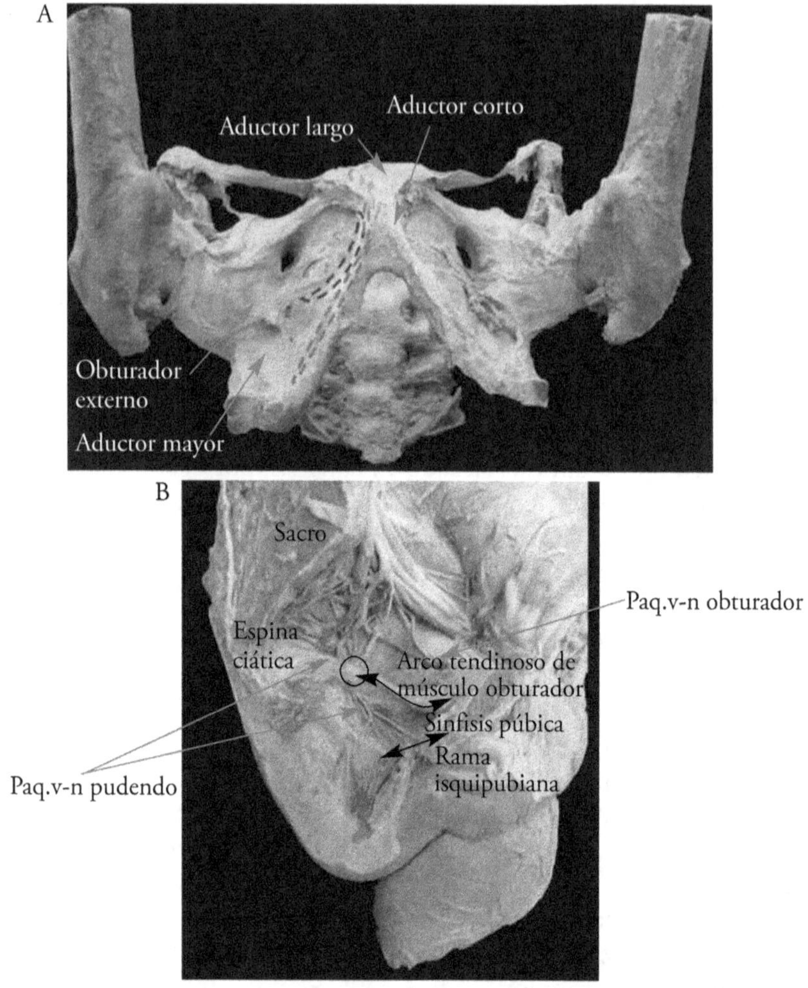

Figura 1. Musculatura y puntos guía. A. Pelvis ósea. Visión anterior en posición ginecológica. Inserción de los músculos relacionados con el foramen obturador. B. Hemipelvis izquierda de cadáver embalsamado. Sección sagital. Puntos guía: espina ciática, arco tendinoso del músculo elevador del ano y rama isquiopúbica.

– El *paquete vasculonervioso pudendo.* La arteria proviene del sistema ilíaco interno, y el nervio, de las raíces sacras S2, S3 y S4. Todo el paquete pasa por detrás de la espina ciática, entra en el canal de Alcock y se divide en sus tres ramas terminales: rama dorsal del clítoris, ramas perineales y ramas rectales inferiores. Se encarga de la

inervación sensitiva de la zona perineal y de la motora de los músculos transverso del periné, bulboespinoso, isquiocavernoso, y esfínter de la uretra y externo del ano.

1 Técnicas quirúrgicas que atraviesan el foramen

Son básicamente dos: las correctoras de la incontinencia urinaria de esfuerzo (tanto de dentro a fuera [Gynecare TVT-O] como de fuera a dentro [Monarc, Aris]) y las técnicas correctoras del prolapso genital con mallas libres de tensión (Prolift anterior, Perigee, Surelift).

También debemos nombrar un grupo más nuevo de técnicas que,
aunque no atraviesan el foramen obturador, llegan a él y se anclan en el
músculo obturador interno, o al menos en su fascia interna. Se introdu-
cen mediante insertores sin salida cutánea, llamados «sin agujas» (Need-
leless) y «mini bandas» (por ejemplo TVT-Secur, Miniarc).

2 Relaciones anatomoquirúrgicas de interés

2.1 Puntos guía

En este apartado remarcamos tres puntos anatómicos fáciles de localizar
mediante palpación que nos servirán para imaginarnos tridimensional-
mente la pelvis que vamos a intervenir quirúrgicamente. Estos «puntos
guía» son los siguientes:

- La *rama isquiopubiana*. Estructura ósea formada por la parte más anterior de los huesos isquion y pubis conformando el margen interno del
  foramen obturador. Es fácilmente palpable a través de la piel de la
  paciente y se puede abrazar introduciendo, además, un dedo en la vagina.
- La *espina ciática*. Resalte óseo en la parte posterior del hueso isquiático que se puede palpar a través de la vagina, en su margen poste-
  rointerno. Estas espinas son las que nos marcan el segundo plano
  de Hodge en la evolución de un parto.
- El *arco tendinoso del músculo elevador del ano*. Banda fibrosa donde se
  inserta la fascia de este músculo, transcurre desde la espina ciática
  hasta la parte posterior del pubis. Se puede palpar a través de la vagina como una cuerda que recorre la pared lateral (véase la figura 1b).

2.2   *Zonas peligrosas*

Una vez localizados los tres «puntos guía», podemos relacionarlos con las zonas por donde transcurren las estructuras nobles, que debemos evitar. Éstas son las siguientes:

- El paquete vasculonervioso *obturador,* que cruza el foramen en su margen superolateral, por el canal obturador.
- El paquete vasculonervioso *pudendo,* que al pasar por detrás de la espina ciática se divide en el canal de Alcock en sus tres ramas terminales. Aquí, es necesario mencionar la posibilidad de que la rama dorsal del clítoris tenga un recorrido ascendente por el margen o incluso por la superficie del foramen obturador.
- No debemos menospreciar la distancia a la *vejiga* y a la *uretra.* Es cierto que con las técnicas retropúbicas existe mayor riesgo de lesión de la vejiga, pero no olvidemos que ésta se ubica unos pocos centímetros por encima del foramen, en posición medial y por detrás del pubis. En cuanto a la uretra, es una estructura central, por tanto su lesión es más difícil de producir; no obstante, en caso de producirse una lesión, su resolución es más grave y más compleja (véase la figura 2A y B).
- Debemos tener en cuenta la posibilidad de que exista la *arteria coccígea.* Esta variante de la normalidad se observa en aproximadamente un 22 % de la población. Es una rama de la arteria glútea inferior que, a su vez, proviene de la arteria ilíaca interna o hipogástrica. Está en íntima relación con el ligamento sacrociático, a una distancia de 1,2 cm (0,7-1,7) por detrás de la espina ciática.[1]

3   Distancias anatómicas para las técnicas quirúrgicas relacionadas con el foramen obturador

3.1   *Medidas anatómicas*

La seguridad en las técnicas de tratamiento de la incontinencia urinaria requiere cuantificar las distancias entre estos «puntos guía» y las «zonas peligrosas». Usamos como referencia el trabajo de Porta *et al.,*[2] en el que se realizó la disección de diez hemipelvis femeninas de cadáver embalsa-

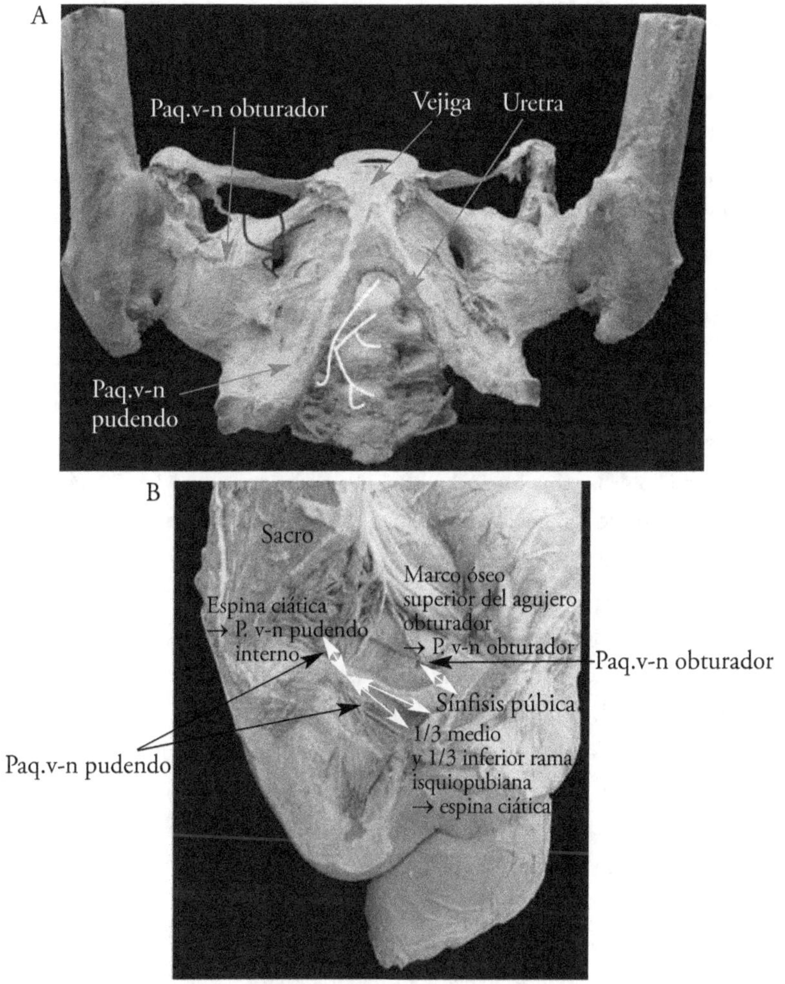

Figura 2. Zonas peligrosas y distancias anatómicas. A. Pelvis ósea, visión anterior en posición ginecológica. Zonas peligrosas: paquetes vásculo-nerviosos obturador y pudendo, vejiga y uretra. B. Hemipelvis izquierda de cadáver embalsamado, sección sagital. Distancias más importantes en relación al foramen obturador.

mado en el Departamento de Ciencias Morfológicas de la Facultad de Medicina de la Universidad Autónoma de Barcelona. Dos observadores tomaron las medidas consecutivamente mediante un pie de rey electrónico. Los resultados obtenidos se recogen en la tabla 1.

Medidas estudiadas en cadáver embalsamado (en mm) Media ± desviación estándar	
A: 1/3 superior de la rama isquiopubiana - espina ciática.	70,78 ± 5,10
B: 1/3 medio de la rama isquiopubiana - espina ciática.	67,44 ± 5,78
C: 1/3 inferior de la rama isquiopubiana - espina ciática.	56,13 ± 11,96
D: Canal subpubiano (orificio int. conducto obturador) - espina ciática.	56,82 ± 4,39
E: Longitud arco del elevador.	66,21 ± 6,41
F: Extremo ant. del arco del elevador - espina ciática.	65,45 ± 2,20
G: Extremo post. del arco del elevador - espina ciática.	17,03 ± 1,06
H: 1/3 superior de la rama isquiopubiana - N. pudendo.	83,11 ± 7,66
I: 1/3 medio de la rama isquiopubiana - N. pudendo.	79,04 ± 6,94
J: 1/3 inferior de la rama isquiopubiana - N. pudendo.	68,00 ± 9,22
K: Canal subpubiano (orificio int. conducto obturador) - N. pudendo.	66,70 ± 4,16
L: Extremo ant. del arco del elevador - N. pudendo.	74,33 ± 6,62
M: Extremo post. del arco del elevador - N. pudendo.	23,05 ± 1,01
N: 1/3 superior de la rama isquiopubiana - Art. pudenda int.	83,60 ± 6,38
O: 1/3 medio de la rama isquiopubiana - Art. pudenda int.	77,98 ± 7,35
P: 1/3 inferior de la rama isquiopubiana - Art. pudenda int.	65,00 ± 8,95
Q: Canal subpubiano (orificio int. cond. obturador) - Art. pudenda int.	65,95 ± 3,38
R: Extremo ant. del arco del elevador - Art. pudenda int.	72,24 ± 4,89
S: Extremo post. del arco del elevador - Art. pudenda int.	22,70 ± 3,78
T: Marco óseo superior de agujero obturador - P. vn. Obturador.	28,60 ± 3,38
U: Espina ciática – Arteria pudenda interna.	8,67 ± 1,11
V: Espina ciática – Nervio pudendo interno.	14,73 ± 1,57
W: Diámetro longitudinal del agujero obturador.	32,33 ± 3,85
X: Diámetro transversal del agujero obturador.	30,61 ± 2,69
Y: Diámetro oblicuo del agujero obturador.	30,30 ± 2,90

Tabla 1. Medidas estudiadas en pelvis de cadáver embalsamado por Porta y cols.

Destacamos las distancias más importantes y útiles en la cirugía de la incontinencia urinaria para guiarnos en el camino ciego transobturador:

- La medida del agujero obturador resultó de 33,13 mm de diámetro longitudinal, 30,18 mm de transverso y 31,02 mm de oblicuo. Así, debemos imaginarnos un triangulo de aproximadamente 3 cm por cada lado.
- En el paquete vasculonervioso obturador, la distancia al punto superointerno del marco óseo del agujero obturador fue de 28,60 ± 3,38 mm. Si usamos el foramen obturador por su margen más superior e interno tenemos una zona segura de unos 3 cm externamente.
- Observamos que es diferente la distancia a la espina ciática si entramos en la pelvis atravesando el foramen obturador por su tercio medio o por su tercio inferior, siendo de 67,44 ± 5,78 mm desde el tercio medio y de 56,13 ± 11,96 mm desde el inferior. La distancia al paquete vasculonervioso pudendo parece ofrecer más seguridad desde el tercio medio.
- Entre la espina ciática y el paquete vasculonervioso pudendo interno, las distancias fueron hasta la arteria de 8,67 ± 1 mm y en el caso del nervio 14,73 ± 1 mm. Debemos recordar que aproximadamente a 1 cm en profundidad a la espina ciática tenemos otra zona peligrosa (véase la figura 2b).

3.2 Zonas de seguridad

En el plano coronal, la zona más segura del foramen obturador es la interna en su tercio medio, recordando que cruza el paquete obturador a unos 2-3 cm externamente. Mientras que en el plano profundo la zona más segura es justo por delante de la espina ciática, ya que por detrás de ella tenemos el paquete pudendo a aproximadamente 1 cm.

Debemos puntualizar que todas las distancias deberán ser estudiadas con la paciente en posición de litotomía dorsal, puesto que las relaciones anatómicas varían según la posición de la paciente. Así, destacamos la ya conocida importancia de una buena colocación de la paciente en la mesa quirúrgica, especialmente en este tipo de intervenciones.

4 Diferencias de abordaje *outside-in versus inside-out*

Nos parece que una de las utilidades más importantes del conocimiento de la anatomía del foramen obturador es poder decidir cuál de las dos técnicas de abordaje quirúrgico en el tratamiento de la incontinencia urinaria nos permite más seguridad, al poder minimizar el riesgo de lesión de las estructuras nobles.

Así, conviene estudiar si hay diferencias entre las dos técnicas de entrada en la pelvis a través del foramen obturador, de dentro a fuera *(inside-out)* o de fuera a dentro *(outside-in)*.

4.1 Diferencias anatómicas

Diversos autores han realizado la disección de cadáveres a los que previamente dispusieron una banda libre de tensión transobturador. Estos autores midieron la distancia entre el canal obturador (paquete vasculonervioso obturador) y el punto en que la malla atraviesa el foramen obturador (véase la tabla 2).[3-8]

Al calcular la media global, obtenida de los diversos estudios, en cada técnica vemos que en la de dentro a fuera la malla pasa alrededor de 1,8 cm del paquete vasculonervioso obturador, mientras que en la de fuera a dentro esta distancia es de 2,57 cm.

En cuanto a la distancia entre el paquete vasculonervioso pudendo y el punto en que la malla atraviesa el foramen obturador, Hinoul *et al.*[3] realizó un trabajo de disección en el que concluyó que es más segura la técnica de fuera a dentro, ya que de los seis cadáveres que utiliza para cada

Estudio	TOT i-o	TOT o-i
Hinoul[3]	1,5 (0,7-2,0)	
Reisenauer[4]	2,5 (2,0-2,9)	
Bonet[5]	2,6 (2,2-3,0)	
Whiteside[6]		2,3 (1,5-2,8)
Achtari[7]	1,9 (1,7-2,6)	2,7 (2,2-3,5)
Spinosa[8] (r. posterior)	0,9 (0-1,2)	2,7 (2,1-3,3)

Tabla 2. Resultado de los diferentes estudios que miden la distancia entre el punto que la malla atraviesa el foramen obturador y el paquete vasculonervioso obturador.

técnica, los *outside-in* pasaron todos a una distancia superior a 6 cm, mientras que en la *inside-out* pasaron siempre a menos de 6 cm, incluso en un caso produjeron lesión del paquete pudendo.

Tate[9] estudió el nervio dorsal del clítoris (rama terminal del nervio pudendo) en relación con el borde inferomedial del foramen obturador. Estudiada en diez pelvis embalsamadas, las medidas resultaron con un mínimo de 8 mm (desviación estándar 5,5-10,5). Así, la rama isquiopúbica protege este nervio externamente, al entrar en la pelvis de fuera a dentro.

4.2 Diferencias clínicas

A pesar de estas diferencias anatómicas, veremos que en la práctica no es tanto. Lo demuestran trabajos como el de Debodinance,[10] que realizó un estudio prospectivo, no randomizado, con cien pacientes diagnosticadas de incontinencia urinaria de esfuerzo mediante urodinamia. Aplicó las dos técnicas: a cincuenta pacientes un *outside-in* (Monarc) y las restantes cincuenta una técnica *inside-out* (TVT-O), y midió los resultados a los tres meses y al año.

No encontró diferencias respecto a las complicaciones intra y postoperatorias. Destacó un único caso de perforación vaginal en la técnica *outside-in*, que no resultó significativa en este estudio; pero explica, en la discusión, que varios autores alertan de la necesidad de más estudios, ya que es una complicación referida por diversos de ellos en el transcurso de esa técnica. Una explicación es que podría deberse a la mayor disección de esta técnica necesaria para llegar con el dedo índice a la parte posterior del foramen obturador para recibir la aguja.

Los resultados en tasas de curación son comparables, un 90 frente a un 94 % en *outside-in* e *inside-out*, respectivamente. La satisfacción también lo fue, con un 68 y 66 %, muy satisfechas, y un 30 y 34 %, satisfechas.

En conclusión, las dos técnicas serían equivalentes en cuanto a resultados y complicaciones. Igualmente seguras en la práctica.

La técnica *outside-in* conllevaría un poco más de riesgo de lesión uretral[10] y de erosión vaginal,[11] pero las agujas pasan más lejos del canal obturador y del paquete pudendo, por lo que tendría menos riesgo de lesión vasculonerviosa. En la técnica *inside-out*, la malla pasa más próxima al canal obturador y al paquete pudendo, por lo que conllevaría más riesgo de lesión vasculonerviosa, pero al precisar menos disección de los tejidos se acompañaría de menor sangrado y riesgo de lesión uretral o vaginal.

El conocimiento de las bases anatómicas de esta región, la exploración adecuada de la paciente para reconocer los puntos guía y las zonas seguras nos permitirá realizar de una manera más segura y confiada la cirugía de la incontinencia a través del foramen obturador.

BIBLIOGRAFÍA

1. Thompson, JR.; Gibb, JS.; Genadry, R.; Burrows, L.; Lambrou, N.; Buller, JL. (1999): «Anatomy of pelvic arteries adjacent to the sacrospinous ligament: importance of the coccygeal branch of the inferior gluteal artery». *Obstet. Gynecol.*; 94(6): 973-77.

2. Porta, O.; Reina, F.; Girvent, M.; Villasboas, D.; Ojeda, F.; (2008): «Distancias anatómicas de la pelvis en relación con las técnicas quirúrgicas a través del foramen obturador». *Prog. Obstet. Ginecol.*; 51(3):111-16.

3. Hinoul, P.;Vanormelingen, L.; Roovers, JP.; Jongue, E.; Smajda, S. (2007): «Anatomical variability in the trajectory of the inside-out transobturator vaginal tape thechnique (TVT-O)». *Int. Urogynecol. J. Pelvic. Floor Disfunct.*; 18 (10): 1201-06.

4. Reisenauer, C.; Kirschniak, A.; Drews, U.; Wallwiener, D. (2006): «Transobturator vaginal tape inside-out. A minimally invasive treatment of stress urinary incontinence: surgical procedure and anatomical conditions». *Eur. J. Obstet. Gynecol. Reprod. Biol.*; 127 (1):123-29.

5. Bonnet, P.; Waltregny, D.; Reul, O.; De Leval, J. (2005): «Transobturator vaginal tape inside out for the surgical treatment of female stress urinary incontinence: anatomical considerations». *J. Urol.*; 173(4):1223-228.

6. Whiteside, JL.; Walters, MD. (2004): «Anatomy of the obturator region: relations to a transobturator sling». *Int. Urogynecol. J. Pelvic Floor Dysfunct.*; 15(4): 223-26.

7. Achtari, C.; McKenzie, BJ.; Hiscock, R.; Rosamilia, A.; Schierlitz, L.; Briggs, CA.; Dwyer, PL. (2006): «Anatomical study of the obturator foramen and dorsal nerve of the clitoris and their relationship to minimally invasive slings». *Int. Urogynecol. J. Pelvic Floor Dysfunct.*; 17(4): 330-34.

8. Spinosa, JP.; Dubuis, PY.; Riederer, BM. (2007): «Transobturator surgery for female stress incontinence: a comparative anatomical study of outside-in versus inside-out techniques». *B. J. U. International*; 100 (5): 1097-02.

9. Tate, S.; Culligan, P.; Acland, R. (2009): «Outside-in transobturator midurethral sling and the dorsal nerve of the clitoris». *Int. Urogynecol. J. Pelvic Floor Dysfunct.*; 20(11): 1335-38.

10. Debodiance, P. (2007): «Transobturator urethral sling for the surgical correction of female stress urinary incontinence: Outside-in (Monarc®) versus inside-out (TVT-O®). Are the two ways reassuring?». *Eur. J. Obstet. Gynecol. Reprod. Biol.*; 133: 232-38.

11. Abdel-fattah, M.; Sivanesan, K.; Ramsay, I.; Pringle, S.; Bjornsson, S. (2006): «How common are tape erosions? A comparison of two versions of the transobturator tension-free vaginal tape procedure». *B. J. U. International.*; 98: 594-98.

Capítulo 5

Fundamentos anatomofuncionales para la cirugía del prolapso y reconstructiva del suelo pélvico

A. PESSARRODONA

Introducción

La cirugía del prolapso ha sido y sigue siendo un reto para el cirujano ginecológico. La complejidad anatómica y funcional de las estructuras pélvicas, la interconexión entre los diferentes elementos anatómicos y la multifactorialidad en el origen del prolapso hacen que la comprensión de la génesis y el desarrollo de las múltiples patologías que se engloban dentro del prolapso genital sean de una gran complejidad. Hasta hace poco, la filosofía que imperaba era la de la «estática pélvica», en la que se entendían las estructuras anatómicas como elementos estáticos casi arquitectónicos, y como tales han sido tratados por la cirugía reparadora. Este enfoque está cambiando en los últimos años al entender los órganos pélvicos y las estructuras que los soportan como elementos dinámicos: la vejiga, el recto y la vagina varían de volumen, el músculo elevador se contrae, las fascias y los ligamentos se distienden. Poco a poco, este conocimiento está cambiando la forma de enfocar la cirugía reparadora del suelo pélvico hacia una visión más dinámica, que se adapta más a la funcionalidad que a la arquitectura. De todas formas, en este momento el cirujano debería disponer de técnicas objetivas para detectar exactamente qué lesión debe reparar, probablemente estudios de imagen; la RM y la ecografía, nos podrán hacer avanzar en este campo.

Recientemente, De Lancey ha publicado un modelo que intenta integrar los factores causales de los trastornos del suelo pélvico en su modelo de vida útil del suelo pélvico, o *lifespan model,* que divide el funcionalismo del suelo pélvico en tres fases:

- Fase I, crecimiento y desarrollo, donde se obtendría la reserva funcional.
- Fase II, donde aparecen los factores productores de lesión, sobre todo ligados al embarazo y parto vaginal.
- Fase III, de deterioro, asociado al estilo de vida y a la edad. Este modelo trata de identificar cada factor de riesgo individual con el fin de realizar una prevención primaria o secundaria de los trastornos del suelo pélvico.

Vamos a evaluar qué elementos anatómicos participan en el funcionalismo pelviano, qué factores los alteran, de qué forma lo hacen y cómo esto influye en la estrategia de la reparación quirúrgica.

1   Anatomía funcional del suelo pélvico

Nos referimos a suelo pélvico como el conjunto de músculos, tejido conectivo y órganos que llenan el canal pelviano. Este conjunto de elementos forman una unidad anatomofuncional, donde prácticamente todos los elementos están interrelacionados.

En la especie humana, debido al bipedismo, los problemas mayores a los que se enfrentan estos elementos son el soportar las presiones intraabdominales, sin prolapsarse, y a la vez permitir el paso de fetos de gran capacidad craneal.

Desde el punto de vista funcional, dividimos los elementos del suelo pélvico en elementos activos y elementos pasivos.

El elemento activo principal es el músculo elevador del ano que cierra el hiato urogenital de forma activa, contracción refleja o voluntaria, oponiéndose al aumento de la presión intraabdominal; también consideramos elementos activos el esfínter uretral y los esfínteres anales externo e interno.

Los elementos pasivos son las fascias, los ligamentos y los órganos pélvicos que, como veremos, tienen un papel importantísimo en la estabilización de todos los elementos pelvianos.

¿Qué estrategias utiliza la evolución para oponerse al prolapso? Básicamente tres: el cierre del hiato urogenital por parte del músculo elevador, que mantiene un tono de base y además es capaz de contraerse reflejamente ante los aumentos de la presión intrabdominal; la fascia endopélvica y los ligamentos uterosacros, que mantienen la vagina adherida a la pared lateral de la pelvis y el cérvix uterino en una posición alta, logrando que los dos tercios superiores de la vagina se mantengan horizontales; y el efecto valvular que se produce por la horizontalización de todos los órganos pélvicos por encima del músculo elevador, manteniéndose gracias a las fascias y los ligamentos. El símil sería una pila de platos encima de una bandeja, que es el elevador: si el elevador se lesiona, la bandeja se inclina. Inicialmente, los órganos son mantenidos en su lugar por la fascia endopélvica, pero debido a la poca fortaleza tensional de estos elementos acaban cediendo y los platos se caen y se produce el prolapso. El elemento principal de esta estrategia es el músculo elevador del ano.

1.1 Anatomía funcional de los músculos del suelo pélvico

El músculo elevador del ano está formado por cinco elementos:[2] los fascículos puboperineal, pubovaginal y puboanal, que forman el complejo pubovisceral, y los músculos puborrectal e iliococcígeo. Estos tres elementos dividen el suelo pélvico en tres regiones diferentes. El músculo iliococcígeo es más o menos plano, está fijado a la pared pélvica en los arcos tendíneos del músculo elevador y cubre la parte posterior de la pelvis, desde el sacro hasta la porción puborrectal. El complejo pubovisceral se inserta en el hueso púbico y en las paredes de la vagina, el recto y

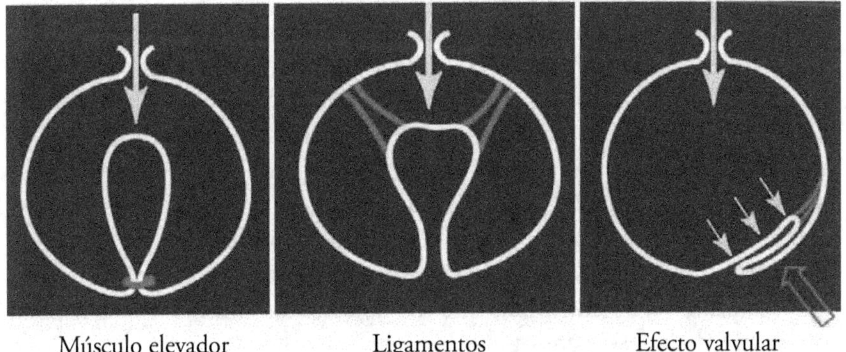

Figura 1. Esquema de los tres mecanismos básicos para mantener la estática pélvica: el soporte muscular y cierre del hiato genital por el músculo elevador; el mantenimiento de la posición de los órganos pélvicos por la fascia endopélvica y los ligamentos uterosacros; el efecto valvular de la superposición de los diferentes elementos anatómicos.

el cuerpo perineal, cierra el hiato urogenital y básicamente está formado por fibras tipo I resistentes a la fatiga. El músculo puborrectal se inserta en el hueso púbico y abraza al recto como una cincha por encina del esfínter externo del ano; gracias a él, se forma el ángulo recto anal, de gran importancia en el mecanismo defecatorio.

La actividad de base del elevador mantiene el hiato urogenital cerrado en contra de la presión intrabdominal. La contracción se produce en dirección ventrocraneal comprimiendo el recto, la vagina distal y la uretra contra el hueso púbico. Es bien conocido que en posición erecta el músculo elevador se preactiva con el movimiento de los brazos y se contrae con la contracción de los músculos abdominales o durante el Valsalva, con lo que se compensan las presiones intrabdominales.

1.2   Anatomía funcional de la fascia endopélvica y de los ligamentos uterosacros

La fascia endopélvica es una capa densa de tejido conectivo que rodea la vagina y se inserta en el arco tendíneo de la fascia endopélvica.[3] El arco tendíneo de la fascia endopélvica se inserta ventralmente en el hueso púbico y dorsalmente en la espina ciática, lateralmente conecta con el músculo elevador del ano. La fascia endopélvica forma una especie de hamaca entre los dos arcos tendíneos y se desdobla en la parte central para dejar paso a la vagina, a la que se conecta. Divide la pelvis en un compartimento anterior y otro posterior.

Los ligamentos uterosacros son unas estructuras de condensación del tejido conectivo que tienen una gran variabilidad anatómica. En la mayoría, 63 % de casos, se insertan en el cérvix y la vagina, el 33 % sólo en el cérvix y el 4 % en la porción de vagina junto al cérvix. Se dirigen en dirección dorsal para insertarse en la mayoría de casos, 82 %, alrededor del ligamento sacroespinoso y el músculo coccígeo, en un 7 % de casos se insertan en el sacro. En el 11 % restante pueden insertarse en el músculo piriforme, el foramen ciático o la espina isquiática.[4]

Actualmente, se considera que los ligamentos uterosacros son parte integrante de la fascia endopélvica.[5]

De Lancey[6] ha dividido la fascia endopélvica en tres niveles:

– Nivel I, que suspende el cérvix y el ápex vaginal a la región cráneo dorsal de pared pélvica.

- Nivel II, que une lateralmente la vagina a lo largo del arco tendíneo de la fascia de las pelvis.
- Nivel III, que fusiona anteriormente la vagina con la uretra y el pubis y posteriormente con el perineo y los músculos elevadores.

1.3 Anatomía funcional de la membrana perineal

La membrana perineal ha sido poco estudiada desde el punto de vista de la anatomía y de su implicación en la génesis del prolapso, pero tiene un papel fundamental en el mantenimiento del hiato urogenital y en la génesis del rectocele. Es una estructura conectiva básicamente formada por colágeno, poco elástica, se divide en dos regiones: una ventral, que se une a las estructuras periuretrales y se une a la fascia endopélvica, y una región dorsal, que une la rama isquiopubica a la cara lateral de la vagina, la porción visceral del músculo elevador y el cuerpo perineal. La membrana perineal es el elemento anatómico que estabiliza el cuerpo perineal y mantiene la inserción dorsal del complejo pubovisceral. Su lesión comporta el aumento del hiato urogenital, el descenso del cuerpo perineal durante el esfuerzo. La lesión de la membrana perineal participa en la formación de los rectoceles bajos, además de colaborar en la génesis del prolapso por apertura del hiato urogenital y al no permitir una contracción efectiva del complejo muscular pubovisceral.

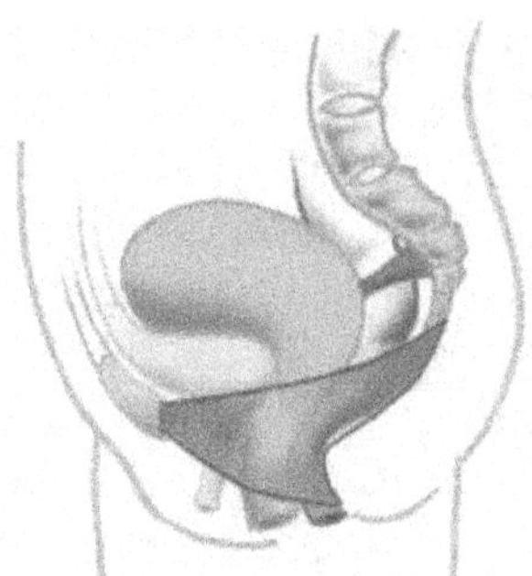

Figura 2. En posición erecta, la vejiga y el útero se apoyan sobre el pubis; la vagina y el recto están verticalizados y apoyados sobre el músculo iliococcígeo. El hiato genital queda cerrado sobre todo por el complejo pubovisceral del músculo elevador del ano unido a la membrana perineal, al cuerpo perineal y al esfínter anal externo. La contracción del elevador tiende a comprimir todas las estructuras pélvicas hacia el pubis, uretra vagina y recto, manteniendo la continencia y evitando el prolapso.

2   Biomecánica y génesis del prolapso

La biomecánica estudia las relaciones en las que participan el músculo y el tejido conectivo desde el punto de vista de sus propiedades mecánicas, permite establecer modelos de comportamiento físico que a través de la simulación nos aclaran los efectos de ciertos acontecimientos, por ejemplo el parto, sobre los tejidos pélvicos. También estudia los biomateriales, su resistencia y su comportamiento mecánico, fundamental cuando utilizamos material protésico en la reparación quirúrgica. En general, los tejidos vivos, debido a sus características viscoelásticas, tienen patrones de comportamiento no lineales difíciles de estudiar si no es con simulaciones de gran complejidad matemática.

Se ha estudiado la carga mecánica que debe soportar el suelo pelvico.[8] Ésta es la resultante de la presión hidrostática por la superficie de la pelvis. En posición vertical, la carga mecánica es la suma de la presión hidrostática que ejerce el contenido abdominal y los órganos pélvicos más la presión abdominal debida a la contracción de los músculos abdominales y el diafragma. La carga que actúa sobre el suelo pélvico en posición vertical es de 37 N (Newtons), en decúbito 19 N, durante la defecación de 92 N y con un golpe de tos máximo de 129 N. Durante el parto, a esta presión de base se le suma la contracción uterina y el pujo, durante una contracción de expulsivo la carga sube a 54 N, si existe pujo activo se llega a 120 N. Si durante el parto se utiliza un *vacuum* o un fórceps, deberemos sumar una fuerza de tracción adicional, 113 N para el *vacuum* y 200 N para el fórceps. Durante un fórceps con pujo activo, el suelo pélvico puede estar sometido a una carga de 320 N que casi multiplica por diez la carga en reposo. Es evidente que cargas tan elevadas pueden lesionar las estructuras de soporte, básicamente el músculo elevador y los elementos conectivos. Todos estos hallazgos biomecánicos se correlacionan con los hallazgos clínicos. De Lancey[9] ha estudiado qué factores obstétricos se correlacionan con las lesiones del elevador demostradas por resonancia magnética, y ha encontrado que el uso del fórceps tiene una *Odds ratio* de 14,7, lo que se correlaciona directamente con la carga a que se ve sometido el músculo durante un parto instrumentado.

Cuando se valoran los factores de riesgo para el prolapso, la paridad es el más potente; comparándola con una nulípara, una mujer con un solo hijo tiene cuatro veces más riesgo de tener un prolapso y una con dos hijos 8,4 veces. Parece claro que el parto vaginal es el factor desencadenante de la génesis del prolapso.

Cuando De Lancey[9] estudió mediante resonancia el músculo elevador del ano en 160 primíparas, encontró que el 20 % tenían lesiones del músculo elevador del ano, ninguna de las 80 nulíparas utilizadas como controles tenían lesión, esto identificaba el parto vaginal como la causa de la lesión.

En la simulación del estiramiento muscular durante la segunda fase del parto con un modelo geométrico, Lien[10] demuestra que el fascículo pubovisceral se tiene que estirar 3,26 veces su longitud inicial. Este valor supera con mucho lo que puede estirarse un músculo estriado, que es 1,5 veces su longitud inicial. De todas formas, en la mayoría de mujeres el elevador soporta este nivel de estiramiento sin romperse. Desconocemos con qué mecanismos se logra esta acomodación. Probablemente, están relacionados con el comportamiento viscoelástico de la membrana perineal y del cuerpo perineal, las características del tejido conectivo durante la gestación cambian, disminuye la rigidez del tejido y aumentan sus características viscoelásticas. Los tejidos viscoelásticos reaccionan delante de ciclos de carga repetidos, como los que se producen durante la tercera fase del parto, permitiendo un estiramiento cada vez mayor. Probablemente, éste es el factor de protección más potente para la rotura del elevador. Otro sería la desinversión del cuerpo perineal que funcionaría como un fusible, si la tensión sobre el elevador es tan alta que la rotura está próxima, la resistencia del cuerpo perineal es más baja y la tendencia sería a romperse en este punto, protegiendo al músculo de la rotura. En realidad, durante los partos eutócicos, el sitio de desgarro más frecuente es la horquilla perineal.

Un estudio en pacientes nulíparas, que mide ecográficamente las dimensiones del hiato genital en las últimas semanas de gestación, calcula el estiramiento necesario para el parto, entre 0,62 y 2,76; unas mujeres necesitarían un estiramiento del 25 % mientras que en otras sería del 245 %.[11] Esto explicaría las diferencias individuales en cuanto a lesión del elevador y el aumento de las lesiones con la edad.

Durante el parto, además de elongarse los músculos y el tejido conectivo pelviano, también lo hacen los nervios, sobre todo las terminaciones del nervio pudendo. En una simulación,[12] se demuestra que durante la segunda fase del parto los nervios que inervan el esfínter anal se estiran un 15 % por encima del umbral que causa daño permanente en un nervio de una mujer no embarazada, lo que explicaría algunas de las secuelas del parto.

Aunque la inervación del músculo elevador depende de su propio nervio, que deriva de S_2-S_3, estudios neurofisiológicos han demostrado su lesión, probablemente por compresión, durante el parto. La lesión del nervio del músculo elevador secundariamente provocará atrofia muscular.

Durante el parto, no sólo los músculos están sometidos a estrés. La fascia endopélvica y los ligamentos uterosacros también pueden lesionarse, ya sea porque se supera su capacidad de estiramiento o porque se arrancan de sus inserciones laterales. Estas lesiones tendrían un papel relevante en la génesis del cistocele, por defecto paravaginal, y en el descenso apical.[13] Es difícil dilucidar si estas lesiones se producen directamente durante el parto o son el resultado de la pérdida del soporte muscular. En realidad, están descritos cistoceles en pacientes nulíparas sin lesión muscular, probablemente correlacionados con déficits tensionales de la fascia endopélvica por alteración del colágeno bien descritas en pacientes portadoras de enfermedades del colágeno.

2.1 *Lesión del músculo elevador del ano y prolapso*

¿Cómo se relaciona la lesión muscular con la aparición del prolapso? Chen[14] ha desarrollado un modelo biomecánico simple para explicar el desarrollo del cistocele y del prolapso apical. La pared vaginal anterior, que está fijada en su parte inferior a la membrana perineal y suspendida en su porción craneal por los ligamentos cardinales y uterosacros, se apoya sobre la pared vaginal posterior y el recto que, a su vez, están soportados por el músculo elevador. La presión intrabdominal actúa perpendicularmente a la pared vaginal anterior y la empuja hacia el recto y los músculos elevadores, tendiendo a desplazarla hacia atrás. Si la fuerza muscular es suficiente para resistir dicha presión, no se produce desplazamiento posterior de la pared vaginal. Sin embargo, si la fuerza muscular es insuficiente, el hiato genital se abre, el músculo se verticaliza y los ligamentos uterosacros no son lo bastante rígidos para resistir el desplazamiento de la pared vaginal posterior, que se elonga y protuye a través del hiato genital. Según el modelo, a mayor lesión muscular mayor será el cistocele. La pérdida del soporte muscular produce secundariamente el estiramiento de los ligamentos uterosacros y la pérdida del soporte apical de la vagina, que contribuye a empeorar el cistocele. En el 55 % de las mujeres con prolapso se visualizan lesiones musculares importantes comparado con mujeres sin prolapso, donde estas lesiones sólo se detectan en el 16 % de los casos.

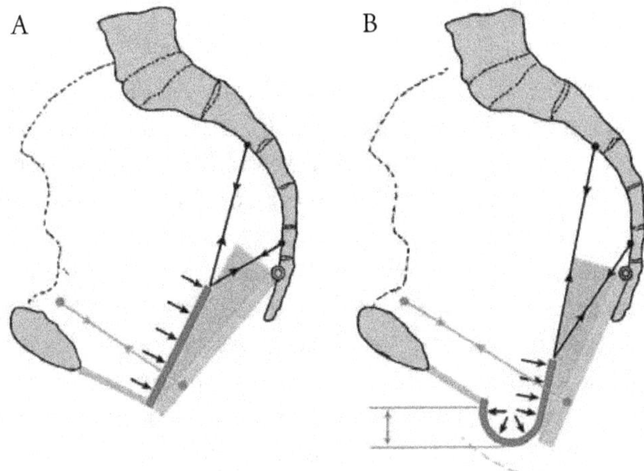

Figura 3. Esquema que muestra las cargas sobre la pared anterior de la vagina. A. Cargas sobre la cara anterior de la vagina con un soporte muscular normal. B. Cargas sobre la pared anterior de la vagina con un soporte muscular defectuoso. El plano del elevador se verticaliza, abriéndose el hiato genital y aumentando la tensión sobre los ligamentos uterosacros. Se produce un descenso del ápice vaginal y la protusión de la cara anterior vaginal.

Estos resultados del modelo biomecánico se correlacionan bien con los hallazgos clínicos. Las mujeres con prolapso genital tienen un hiato genital mucho más amplio, y cuanto de más grado es el prolapso mayor es el área del hiato.[15] El aumento del hiato genital no sólo se correlaciona con la lesión del elevador, es probable que la lesión de la membrana y el cuerpo perineal también contribuyan a este aumento. La verticalización del plano del elevador que propone el modelo biomecánico también se ha comprobado en la clínica. Hsu[16] demuestra que en las pacientes portadoras de un prolapso el ángulo del músculo elevador aumenta y se correlaciona con un hiato genital mayor y con el descenso del cuerpo perineal.

Probablemente la génesis de los defectos posteriores, rectocele, difiere algo de la de los defectos anteriores. Aunque la pérdida del soporte muscular desempeña un papel importante, parece que las lesiones de la membrana perineal y la pérdida de continuidad entre la fascia endopélvica y el cuerpo perineal pueden ser los factores determinantes en la génesis del rectocele.[17]

Como conclusión, podemos decir que la lesión muscular es probablemente el factor principal en la génesis del prolapso, pero las características tensionales del tejido conectivo pélvico, además de sus lesiones específicas, participan de una manera fundamental en la génesis del mismo.

2.2   *Cirugía del prolapso*

Uno de los grandes problemas de la cirugía del prolapso es su baja efectividad, ya sea por recidiva sobre el compartimento afectado o por aparición de defectos en otros compartimentos. Olsen[18] encontró que el 29 % de las pacientes operadas de prolapso o incontinencia serían operadas de nuevo de una recidiva, o de la aparición de nueva patología. No obstante, en un estudio, Kapoor *et al.*[19] encuentran que aunque la recurrencia anatómica fue del 12 %, la tasa de reoperación en los 4 años siguientes a la cirugía inicial fue sólo del 3,4 %, lo cual sugiere que los síntomas no son tan molestos para la mujer como para requerir una nueva intervención. Debemos preguntarnos cuáles son las causas de estos malos resultados, seguramente las podemos agrupar en tres áreas:

- Desconocimiento del origen y la génesis de la lesión.
- Identificación incorrecta de la lesión que hay que tratar.
- Inducción de nuevas alteraciones por la propia cirugía.

En general, el prolapso tiene su origen en la lesión de las estructuras musculares o conectivas. Las primeras son imposibles de reparar con los instrumentos de los que disponemos en la actualidad; las segundas se afectan o por pérdida de su capacidad tensional, distensión, o por arrancamiento de las paredes pelvianas. Vakili[20] demostró la importancia de la capacidad contráctil del elevador y del tamaño del hiato urogenital con el índice de recidiva después de la cirugía del prolapso, cuando el hiato genital era superior a 5 cm o el *testing* perineal bajo. Demostrando una lesión muscular, la tasa de recidiva se acercaba al 40 %. No podemos reparar quirúrgicamente el elevador; tenemos que estudiar si en estos casos una cirugía apoyada sobre la reparación de la fascia será suficiente o necesitaremos de otros elementos para compensar el déficit muscular como puede ser el uso de mallas.

La fascia puede lesionarse por dos mecanismos: arrancamiento de las paredes laterales de la pelvis (cistocele por defecto paravaginal) o por distensión (cistocele central), ya sea por pérdida del soporte muscular o por déficit intrínseco de las características biomecánicas de la fascia que se dan en ciertas conectivopatías.[21] Es evidente que en el caso de una lesión por arrancamiento, la reposición de la fascia a su lugar de inserción anatómico solucionaría el problema, reparación paravaginal, mientras que si el problema es de tejido conectivo o secundario a un déficit muscular, difícilmente la sola plicatura de la fascia sería capaz de lograr una reparación duradera.

Es probable que la génesis de prolapso de los distintos compartimentos pélvicos sea diferente, la lesión muscular parece ser el origen de los defectos apicales y anteriores mientras que la génesis del rectocele estaría más relacionada con la pérdida de la unión entre el cuerpo perineal, la membrana perineal y el complejo pubovisceral del elevador, por lo que la reconstrucción de estos elementos, perineoplastia, sería esencial para obtener unos buenos resultados.

Otro de los grandes problemas de la cirugía reparadora pélvica es la identificación objetiva de las lesiones que debemos tratar. Hasta la actualidad, ésta se basaba en la exploración física, que es incapaz en muchos casos de identificar las lesiones y sus orígenes. No es lo mismo tratar un cistocele con un elevador íntegro que con una atrofia total del mismo o reparar un defecto paravaginal que un defecto central, cada caso requerirá una estrategia quirúrgica distinta. Es probable que la introducción de la resonancia magnética y de la ecografía 3-4D en la práctica clínica nos permita realizar diagnósticos más exactos y adaptar la cirugía a cada caso.

Por último, la propia cirugía induce alteraciones en segmentos pélvicos no operados, es bien conocida la inducción de defectos apicales y rectoceles por la colposuspensión de Burch, la inducción de cistoceles por la intervención de Richter o la inducción de prolapso en el segmento no operado cuando se retrae una malla vaginal. Es fundamental utilizar técnicas en las que la reparación se acerque a la anatomía normal y, a su vez, permita una correcta funcionalidad.

El conocimiento de los principios anatomofuncionales del prolapso genital nos tiene que permitir la mejora de las técnicas quirúrgicas que utilizamos adaptándose a los factores inductores del mismo. Es probable que los avances en los próximos años se fundamenten en la mejora de las técnicas de identificación de los defectos, anatómicos y estructurales, y en el desarrollo de nuevas vías de reparación tisular, biomateriales y terapia celular.

BIBLIOGRAFÍA

1. De Lancey, O.L.; Low, L.K.; Miller, J.; Patel, D.; Tumbarello, J.A. (2008): «Graphic integration of causal factors of pelvic floor disorders: an integrated life span model». *Am. J. Obstet. Gynecol.*; 199.610.e1-5.

2. Marguiles, R.; Hsu, Y.; Kearney, R.; Stein, T.; Umek, W.; De Lancey, J. (2006): «Apperance of the levator ani muscle subdivisions in magnetic resonance images». *Obstet. Gynecol.*; 107: 1064-69.

3. Ashton-Miller, J.; Howard, D.; De Lancey, J. (2001): «The functional anatomy of the female pelvic floor and stress continence control system». *Scand. J. Urol. Nephrol. Suppl.*; 207: 1-125.

4. Umek, W.; Morgan, D.; Ashton-Miller, J.; De Lancey, J. (2004): «Quantitative Analysis of uterosacral orrigin and insetion points by magnetic resonance imaging». *Obstet. Gynecol.*; 103: 447-51.

5. Otcenasek, M.; Baca, V.; Krofta, L.; Feyereisl, J. (2008): «Endopelvic fascia in women. Shape and relation to parietal pelvic structures». *Obstet. Gynecol.*; 111: 622-30.

6. De Lancey, J.O.L. (1992): «Anatomic aspects of vaginal eversion after hysterectomy». *Am. J. Obstet. Gynecol.*; 166: 1717-28.

7. Stein, T.; De Lancey, J. «Structure of the perineal membrane in females. Gross and microscopic anatomy».

8. Ashton-Miller, J.; De Lancey, J. (2009): «On the Biomechanics of vaginal birth and common sequelae». *Annu. Rev. Biomed. Eng.*; 11:163-76.

9. Kearney, R.; Miller, J.M.; Ashton-Miller, J.A.; De Lancey, J.O. (2006): «Obstetric factors associated with levatorani muscle injury after vaginal birth». *Obstet. Gynecol.*; 107: 144-49.

10. Lien, K.C.; Mooney, B.; De Lancey, J.O.; Ashton-Miller, J.A. (2004): «Levator ani muscle stretch induced by simulated vaginal birth». *Obstet. Gynecol.*; 103: 31-40.

11. Svabik, K.; Shek, K.L.; Dietz, H.P. (2009): «How much does the levator hiatus have to stretch during chilbirth?». *BJOG*; 116: 1657-62.

12. Lien, K.C.; Morgan, D.M.; De Lancey J.O.; Ashton-Miller, J.A. (2005): «Pudendal nerve stretch during vaginal birth: a 3D computer simulation». *Am. J. Obstet. Gynecol.*; 192: 1669-76.

13. De Lancey, J. (2002): «Fascial and muscular abnormalities in women with urethral hypemobility and anterior vaginal wall prolapse». *Am. J. Obstet. Gynecol.*; 187: 93-98.

14. Chen, L.; Hsu, Y.; Ashton-Miller, J.A.; De Lancey, J.O.L. (2006): «Interaction between apical support, levator ani impairment, and anterior vaginal wall prolapse». *Obstet. Gynecol.*; 108: 324-32.

15. De Lancey, J.; Hurd, W. (1998): «Size of the urogenital hiatus in the levator ani muscles in normal women and women with pelvic prolapse». *Obstet. Gynecol.*; 91:364-68.

16. Hsu, Y.; Summers, A.; Hussain, H.K.; Guire, K.E.; De Lancey, J.O. (2006): «Levator plate angle in women with pelvic organ prolapse compared to women with normal support using dynamic MR imaging». *Am. J. Obstet. Gynecol.*; 194: 1427-33.

17. De Lancey, J.O. (1999): «Structural anatomy of the posterior pelvic compartment as it relates rectocele». *Am. J. Obstet. Gynecol.*; 180: 815-23.

18. Olsen, A.L.; Smith, V.J.; Bergstrom, J.O.; Colling, J.C.; Clark, A.L. (1997): «Epidemiology of surgically managed pelvic organ prolapse and urinary incontinence». *Obstet. Gynecol.*; 89: 501-06.

19. Kapoor, D.S.; Nemcova, M.; Pantazis, K.; Brockman, P.; Bombieri, L.; Freeman, R.M. (2010): «Reoperation rate for traditional anterior vaginal repair: analysis of 207 cases with a median 4-year follow-up». *Int. Urogynecol. J. Pelvic. Floor Dysfunct.*; 21:27-31.

20. Vakili, B.; Zheng, Y.; Loesch, H.; Echols, K.; Franco, N.; Chesson, R. (2005): «Levator contraction strength and genital hiatus as a risk factors for recurrent organ prolapse». *Am. J. Obst. Gynecol.*; 192: 1592-98.

21. Carley, M.E.; Schaffer, J. (2000): «Urinary incontinence and pelvic organ prolapse in women with Marfan or Ehlers-Danlos syndrome». *Am. J. Obstet. Gynecol.*; 182: 1021-23.

Capítulo 6

Diagnóstico por imagen de los defectos anatómicos del suelo pélvico

J. Cassadó

Introducción

La patología derivada de los defectos anatómicos del suelo pélvico tiene una gran prevalencia en la población. Por este motivo, se han invertido muchos recursos en mejorar su tratamiento: nuevas mallas, materiales protésicos, etc. Pero lo cierto es que todavía estamos lejos de ofrecer los buenos resultados que desearíamos. Cuando nos hallamos ante un fracaso terapéutico seguimos centrando toda nuestra atención en el acto quirúrgico que se ha realizado, y buscamos argumentos en la calidad del colágeno, el punto que se ha roto, el espacio mal disecado, etc. Seguro que todos estos factores pueden influir sobre el resultado final de la intervención, pero ¿no estaremos infravalorando el proceso diagnóstico de la patología del suelo pélvico?

Nadie podría entender en la actualidad que ante la sospecha de patología ovárica nos planteásemos una cirugía de entrada sin realizar previamente una técnica de imagen, o llegásemos al momento del parto sin haber estudiado antes al feto. Pues esto es lo que ocurre de manera muy generalizada en la patología del suelo pélvico: la simple exploración indica el tratamiento que hay que realizar. Pero esto sucede porque todavía no existe evidencia de mejores resultados aplicando técnicas de imagen.

En los últimos años, ha existido cada vez mayor interés en mejorar y estandarizar el diagnóstico por la imagen de la patología del suelo pélvico, con la sospecha de que en el diagnóstico está la llave que puede permitir mejorar los resultados terapéuticos. La exploración física de los defectos anatómicos como única actuación diagnóstica sólo es capaz de valorar la punta del iceberg. Es necesario diagnosticar lo que se ve, lo que no se ve (incontinencia urinaria o fecal oculta, defectos anatómicos poco evidentes) y lo que la paciente a menudo oculta (disfunción sexual).

Teniendo en cuenta que la mayoría de lesiones en medicina se traducen en una imagen, ¿qué mejor argumento podemos tener para investigar con técnicas de imagen lo que realmente ocurre en la patología del suelo pélvico?

1   Posibilidades de diagnóstico por la imagen

El suelo de la pelvis está formado por una serie de estructuras musculoaponeuróticas que se sustentan sobre una base ósea. Su función básica, a partir de la bipedestación conseguida por los humanos, es servir de sostén a las vísceras de la cavidad abdominal. El músculo elevador del ano con sus fascias es el protagonista principal de esta compleja estructura. En la mujer, el músculo elevador se abre en su parte central para conformar la vagina, y permitir el paso de la uretra y el ano. Esta apertura del elevador se denomina hiato urogenital o hiato del elevador. El embarazo, el parto, la obesidad, la tos crónica, los traumatismos, el trabajo de carga, etc., pueden ocasionar sobre el hiato y sobre las estructuras musculoaponeuróticas una lesión que derive en un trastorno del suelo pélvico: prolapso uterino, cistocele, hipermovilidad uretral que condicione incontinencia urinaria, rectocele, etc.

Ya que existe una lesión anatómica que origina esta patología, desde hace tiempo se ha intentado poner en evidencia los defectos a partir de técnicas de imagen. Desde antaño se ha utilizado el contraste radiológico para el estudio de los defectos del suelo pélvico: defecografías, colpocisto-defecografías, cistografía retrógrada... La pretensión ha sido siempre la valoración objetiva de los defectos anatómicos y, a la vez, descubrir posibles alteraciones poco evidentes a la exploración. Pero todas estas técnicas han sido superadas por otras, por una razón muy obvia: es posible conseguir igual o mejor valoración anatómica sin necesidad de irradiar a la paciente con la ecografía o con la resonancia magnética (RM).[1-3]

Hoy en día, las técnicas que más se utilizan son la RM y la ecografía. La RM tiene una serie de ventajas: no irradia, ofrece una buena visión anatómica de las estructuras musculoaponeuróticas del suelo de la pelvis y su relación con las vísceras pélvicas, permite valorar los defectos ocultos y muestra el plano axial del hiato urogenital. Este plano tiene enorme interés, como veremos más adelante. Por colorimetría es posible valorar la calidad del músculo elevador del ano a partir de la imagen que nos ofrece la RM.[4] Por el contrario, esta técnica es muy cara, laboriosa si se realiza de forma dinámica y en algunas pacientes puede producir sensación de claustrofobia.

Por su parte, la ecografía es una técnica barata de la que disponen todos los servicios de obstetricia y ginecología, no irradia, se puede repetir las veces que sea necesario, no provoca claustrofobia, permite una valoración anatómica correcta de las vísceras pélvicas y los elementos de soporte de las vísceras pélvicas, es muy sencillo el estudio dinámico y es una técnica válida para los controles postquirúrgicos tanto si se ha utilizado material protésico como si no. Pero también tiene inconvenientes: algunos autores opinan que no es una técnica reproducible,[5] otros que sí lo es,[6-8] es una técnica poco estandarizada (múltiples vías utilizadas: transrectal, transperineal, transvaginal, introital, etc.) que requiere un aprendizaje previo. Uno de los mayores inconvenientes que existían hasta hace poco era que, por ecografía bidimensional, no podíamos obtener el plano de corte axial del hiato urogenital. Este inconveniente, sólo superado por la RM, se ha obviado desde la aparición de la ecografía tridimensional, que ha aportado, además de mayor precisión anatómica y funcional, la posibilidad de capturar volúmenes de la pelvis para estudiarlos *off-line,* lo cual es muy interesante para la investigación y la docencia. Estas ventajas, unidas a la buena correlación demostrada con la RM,[9] hacen de la ecografía el instrumento más eficiente para la valoración anatómica del suelo pélvico.

2   Imagen anatómica normal

El principal sustento del suelo pélvico lo constituyen el músculo elevador del ano con sus fascias y la fascia endopélvica. La fascia endopélvica es una estructura semi rígida que se ancla en la pelvis y cuyas relaciones describió con claridad De Lancey.[10] Pero esta fascia, sin un soporte elástico, se rompería con facilidad al aumentar la presión intraabdominal. Este soporte elástico lo proporciona el músculo elevador del ano. Este músculo está formado principalmente por dos fascículos: los del puborrectal-pubovisceral, que forman la pared del hiato urogenital, e ileococcígeo, que cierra lateralmente la pelvis. Estas estructuras musculoaponeuróticas se definen con claridad, tanto en la ecografía tridimensional como en la RM, y no sólo nos permiten estudiar el continente (estructuras de soporte del suelo pélvico), sino también el contenido. Así, de anterior a posterior, podemos identificar la sínfisis púbica, el espacio de Retzius, la uretra, la vejiga, la vagina y el canal anal.

Se practica la ecografía con la paciente en posición de litotomía, transperineal o introital, buscando el plano de corte de referencia que va a servir para el diagnóstico de la mayor parte de la patología del suelo pélvico. Este plano de corte se practica con ecografía bidimensional y debe incluir sínfisis púbica, uretra, vagina, canal anal e inserción posterior del fascículo puborrectal del músculo elevador del ano (véase la figura 1). El mismo plano será utilizado para realizar la captura 3D y 4D para ver el hiato urogenital. A partir del volumen 3D, capturado en reposo, se ajusta la caja de renderización de pubis a la parte más posterior del fascículo puborrectal, para ver con claridad el hiato urogenital en la reconstrucción tridimensional (véase la figura 2). La captura en 4D (a tiempo real) permite calcular el área del hiato al realizar la maniobra de Valsalva y la de retención.

La ecografía permite, por tanto, realizar un estudio dinámico sencillo al valorar la movilidad de la uretra, el área del hiato urogenital, la presencia de prolapso genital, etc., al comparar lo que ocurre en reposo, al realizar la maniobra de Valsalva y a la retención. En condiciones normales, la maniobra de Valsalva favorecerá una mínima movilidad de la uretra en sentido anteroposterior y craneocaudal y un aumento del área del hiato urogenital. En la maniobra de retención se invierte la dirección de la uretra y disminuye el área del hiato. En condiciones patológicas, al realizar

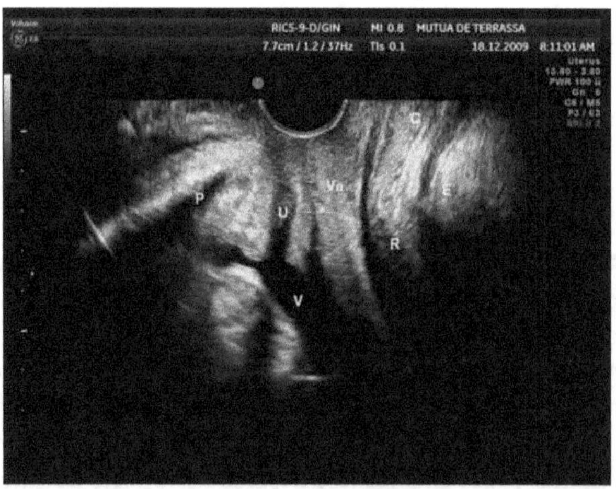

Figura 1. Plano de corte sagital.
P = pubis; U = uretra; V = vejiga urinaria; Va = vagina; R = recto;
C = canal anal; E = músculo elevador del ano (fascículo pubovisceral).

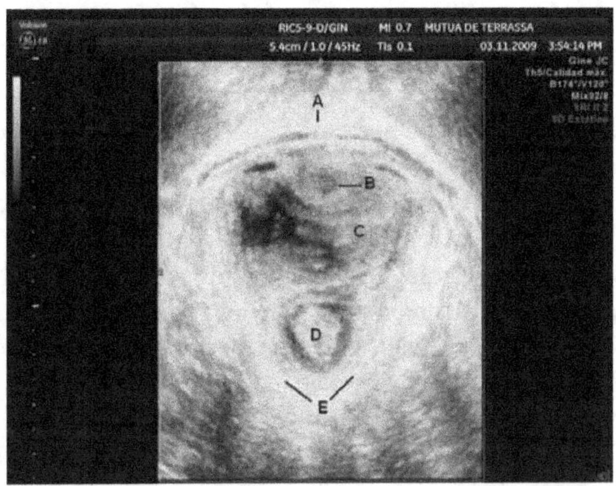

Figura 2. Imagen ecográfica tridimensional de un hiato urogenital íntegro.
A = pubis; B = uretra; C = vagina; D = recto; E = músculo elevador del ano
(fascículo pubovisceral).

la maniobra de Valsalva, aumenta la movilidad de la uretra, el área del hiato y se pone en evidencia el descenso de las estructuras prolapsadas.

También es posible valorar la indemnidad del esfínter anal por vía transperineal y evidenciar el nivel de las lesiones esfinterianas, si existen.

3 Imagen anatómica patológica

3.1 Hiato urogenital

El hiato urogenital, formado fundamentalmente por el fascículo puborrectal del músculo elevador del ano, va a contraerse y relajarse mínimamente durante la micción, la defecación y el coito. El momento del parto es cuando sus fibras van a soportar un notable cambio, el paso de la calota fetal va a provocar una hiperdistensión de las mismas que puede acabar lesionándolas (romperlas o mantenerse hiperdistendidas). A su vez, pueden romperse las inserciones de soporte de uretra y vagina.[11] Estos cambios durante el parto han sido simulados por RM,[12] y por ecografía tridimensional se ha intentado calcular el grado de estiramiento que sufrirá el hiato durante el parto.[13] Existe una prevalencia, entre las mujeres que han parido por vía vaginal, de entre el 15 al 35 % de lesiones sintomáticas del elevador.[14]

Por tanto, el embarazo y, de una manera especial, el parto vaginal, van a condicionar la mayor parte de la patología del suelo pélvico.[15] El traumatismo sobre el fascículo puborrectal se asocia con claridad al prolapso, especialmente al cistocele y al prolapso uterino.[16,17] Además, aumenta el riesgo de recidiva después de la cirugía de corrección.[18] Algunos trabajos demuestran que los traumatismos sobre el elevador ocurren mientras la calota fetal atraviesa el canal del parto.[19] El parto instrumentado y la edad materna elevada en el primer parto también se asocian a mayor incidencia de traumatismos.[19,20]

Como hemos visto, es fácil comprender la importancia del hiato urogenital (fascículo puborrectal-pubovisceral del músculo elevador del ano) en la conservación de la estática pélvica. En este sentido, la ecografía tridimensional nos ha permitido tener acceso al plano axial de la pelvis para poder ver el hiato urogenital. Hasta el momento en que apareció la ecografía tridimensional solamente la RM nos podía ofrecer este plano. Por ecografía bidimensional es posible reseguir el contorno del hiato, pero no verlo en una única imagen.[21]

Por ecografía tridimensional se ha podido ver que el tamaño del hiato urogenital es un factor pronóstico independiente para la aparición del prolapso.[22] La distensibilidad anormal del hiato al realizar la maniobra de Valsalva puede ser cuantificada; así, valores del área que dibuja el hiato superiores a 25 mm^2 implica mayor riesgo de prolapso genital.[23] En ocasiones, al intentar realizar la maniobra de Valsalva que propiciaría la apertura del hiato, la paciente hace justo lo contrario y contrae la musculatura, y debe tenerse en cuenta.[24]

Además de la distensibilidad anormal, el músculo elevador del ano puede lesionarse por arrancamiento (habitualmente en la zona de inserción con la sínfisis púbica) o por sección (en episiotomías o desgarros profundos).[25] El arrancamiento implica un riesgo dos veces mayor para la aparición del prolapso (véase la figura 3).[16] Esta lesión puede ser vista ecográficamente a partir del hueco que se genera entre la inserción fascicular en el pubis y el fascículo retraído. Esto puede objetivarse de forma numérica, ya que al romperse, la distancia entre la uretra y la inserción del fascículo puborrectal aumenta, y valores superiores a 25 mm sugieren que existe lesión (sensibilidad del 63 % y especificidad del 94 %).[26] El tamaño de la lesión en profundidad puede ser valorado a partir de cortes tomográficos gracias a la tecnología ecográfica tridimensional. La asimetría del

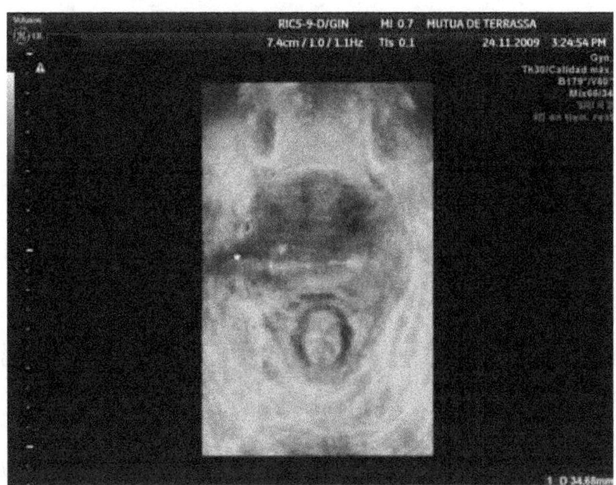

Figura 3. Imagen ecográfica tridimensional de un hiato urogenital lesionado. Con asterisco (*) podemos apreciar el arrancamiento del fascículo pubovisceral del músculo elevador del ano en su parte derecha. La línea discontinua marca la distancia desde la uretra hasta la parte desinsertada del músculo elevador.

elevador, secundaria a lesión neurológica o a ruptura parcial, también es visible en el plano axial del hiato urogenital. La ecografía 4D permite recuperar el momento de mayor y el de menor distensión del hiato para así poder calcular su área. La maniobra de retención permite ver con mayor claridad las lesiones musculares.

Aunque por ecografía bidimensional no podamos obtener el plano axial y, por tanto, el área del hiato urogenital, es posible seguir el trayecto del fascículo puborrectal hasta su inserción anterior púbica y hasta su inserción posterior coccígea, pudiendo así valorar sus lesiones.[21]

La posibilidad de realizar la ecografía de forma dinámica, además de ver el comportamiento de la musculatura que conforma el hiato durante el esfuerzo (distensibilidad), nos permite valorar su capacidad de contracción. De esta manera, es posible controlar de forma objetiva los cambios secundarios a la rehabilitación,[27] comparar la eficacia de las distintas posibilidades de rehabilitación,[28] evidenciar cómo los arrancamientos musculares condicionan cambios en la escala de Oxford de valoración clínica del elevador del ano, etc.[29]

La consecuencia de estas lesiones musculofasciales deriva en la patología que obligará a la paciente a consultar con el médico. Del abordaje de esta patología nos ocupamos a continuación.

3.2   Incontinencia urinaria

Los dos tipos más frecuentes son la incontinencia de esfuerzo (por hipermovilidad de la uretra o por déficit esfinteriano) y la vejiga hiperactiva (trastorno en la función vesical). El primer tipo tiene traducción anatómica de la lesión, en cambio el segundo no. A pesar de esto, la vejiga hiperactiva puede ser sospechada por la hipertrofia de la pared del detrusor con vejiga vacía: una pared de más de 6 mm lo sugiere.[30]

Pero donde la ecografía tiene mayor aplicación es en la hipermovilidad uretral. Por vía transperineal o introital, describiendo con la sonda 30° respecto a la horizontal, es fácil obtener el plano de corte que incluya la sínfisis púbica, uretra y vejiga. A partir de este plano de corte, han existido muchas formas para calcular la hipermovilidad uretral. La medición de ángulos complejos para el cálculo del movimiento de la uretra ha sido ampliamente utilizada.[31] Pero en un análisis multivariante en el que se incluían ángulos y sencillas medidas lineales en el cálculo de la hipermovilidad, se vio que el deslizamiento uretral ecográfico superior a 8 mm (entendido como la diferencia entre la distancia de uretra, en el

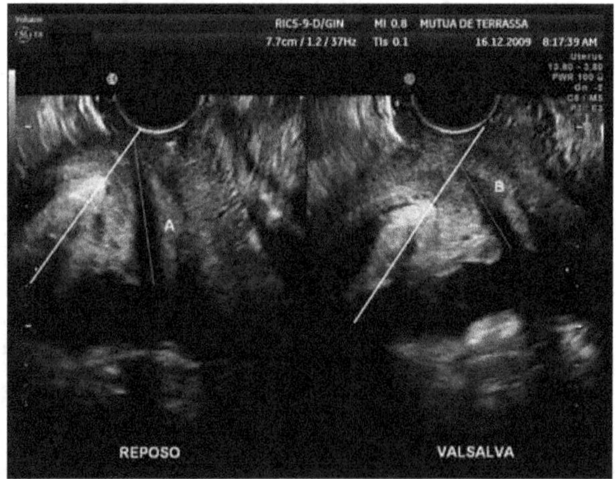

Figura 4. Deslizamiento uretral.
La imagen de la izquierda muestra la uretra en reposo, y la de la derecha al realizar la maniobra de Valsalva. La línea gruesa marca el eje que divide la sínfisis púbica equidistante de su parte anterior y posterior. A partir del punto de corte de este eje con la uretra, se calcula la distancia hasta el cuello vesical (línea delgada). El deslizamiento se obtiene de la resta «a-b».

punto de corte de un eje que atraviesa la sínfisis, a cuello vesical en reposo y la misma distancia con la maniobra de Valsalva) era sugestivo de incontinencia de esfuerzo con una elevada sensibilidad y especificidad (véase la figura 4).[32] Esta medida lineal parece facilitar el cálculo ecográfico de la hipermovilidad uretral.

La embudización o apertura del cuello vesical traduce habitualmente un escape urinario, y es muy sugestivo de hipermovilidad severa y de presión de cierre uretral bajo.[33] La aplicación de doppler color permite objetivar la pérdida de orina.

Los divertículos uretrales y los quistes de Gartner son fácilmente visibles por ecografía. También lo es la patología asociada a la pared vesical (tumores) y, obviamente, la patología del aparato genital interno.

3.3 Prolapso de las estructuras pélvicas

Puede ser valorado por ecografía y por RM. Según algunos autores, tiene una buena correlación con la clasificación clínica POP-Q que propone la International Continence Society (ICS). Un eje de referencia en el margen inferior de la sínfisis púbica marcaría el límite a partir del cual empezaría el prolapso de la estructura pélvica.[34]

Su utilidad clínica radicaría en la posibilidad de valorar defectos ocultos o difíciles de diagnosticar por exploración clínica: defectos paravaginales, incontinencia oculta, etc. Algunos autores dicen que las lesiones fasciales son valoradas mejor por ecografía 3D vía transvaginal o transrectal que por vía transperineal.[35]

La econegatividad del contenido vesical permite identificar la vejiga prolapsada y su relación con la uretra. La reducción con una valva del cistocele, útero o de cualquier estructura prolapsada puede poner en evidencia una incontinencia urinaria oculta.

Tanto la ecografía bi y tridimensional como la RM pueden mostrarnos con claridad la presencia de enteroceles que no son detectados en la exploración física. En los casos de prolapso de cúpula vaginal, las técnicas de imagen permiten identificar hasta dónde llega el recto, el intestino delgado o la vejiga.

En condiciones normales, el ángulo anorectal permite diferenciar con claridad el canal anal del recto. Cuando esto se pierde es porque el recto se está prolapsando. Con ecografía en tiempo real, al realizar la maniobra de Valsalva, se puede ver con facilidad cómo se pierde esta angula-

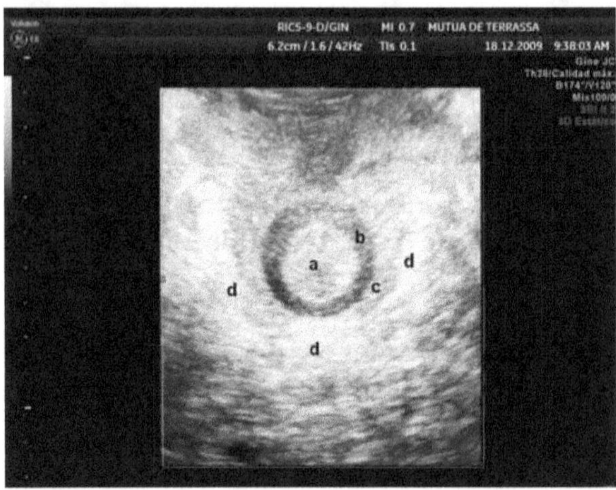

Figura 5. Ecografía transperineal del esfínter anal.
a = mucosa anal; b = esfínter interno; c = esfínter externo;
d = músculo elevador del ano.

ción. En los casos de prolapso más avanzado, esto ya ocurre con la paciente en reposo. Es importante diferenciar el «rectocele» del «enterocele»: en el enterocele se puede ver, habitualmente, el peristaltismo del intestino delgado. El rectocele ecográfico merece una serie de consideraciones, ya que existen algunos matices que clínicamente no podemos diferenciar. Así, un rectocele por exploración puede traducir: una hipermovilidad perineal (conservando íntegro el septo rectovaginal y, por tanto, sin herniación del contenido rectal), un rectocele anterior (con defecto del septo rectovaginal), un rectocele posterior (raro en adultos), o una intususpección rectal (herniación hacia el canal anal) que puede llevar a un prolapso rectal.[36]

La ecografía, al ser una prueba dinámica de fácil ejecución, es de gran utilidad por la posibilidad de ver en tiempo real lo que ocurre al realizar la maniobra de Valsalva.

3.4   Incontinencia fecal

La anatomía del esfínter anal tiene un gran aliado en la ecografía, tanto transanal como introital o transperineal (véase la figura 5).[37] La mucosa, el esfínter interno (hipoecogénico) y el esfínter externo (hiperecogénico) pueden observarse con claridad. Tanto por ecografía como por RM se aprecia la continuidad del esfínter externo con el fascículo puborrectal del elevador del ano en la parte proximal del canal anal;[38] así, sabemos que el elevador contribuye a la continencia al comprimir el canal anal en la parte proximal, y el esfínter externo se encarga de la parte más distal.[39] Esta precisión que nos ofrece la imagen nos posibilita la detección de lesiones en el esfínter anal que ocasionen incontinencia fecal.

4   Controles postquirúrgicos

Control de orina residual. Las disfunciones de vaciado, tanto si son secundarias a la cirugía como si no lo son, pueden verse ecográficamente midiendo el volumen residual según la fórmula de Haylen.[40]

Otro aspecto importante del control postquirúrgico, cuando se utilizan mallas o implantes protésicos en el suelo pélvico (antiincontinencia o de reparación del prolapso), es la valoración de la localización definitiva de la malla, su efectividad al realizar la maniobra de Valsalva o la posibilidad de una hiperrectificación (véase la figura 6). Este control es posible tanto en ecografía bi como tridimensional.[41,42]

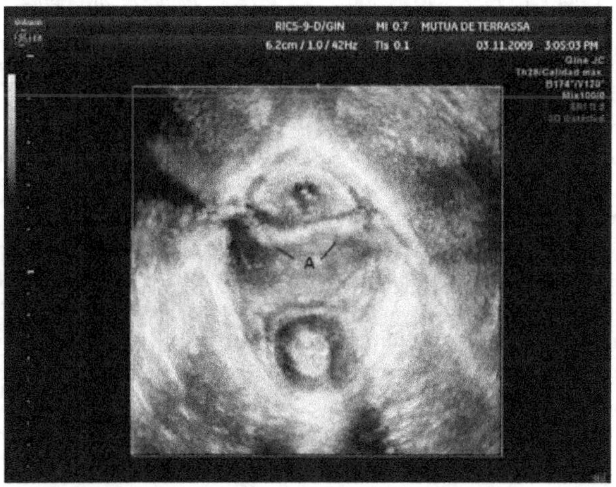

Figura 6. Imagen ecográfica tridimensional de una malla
antiincontinencia normoinserta.
A = malla suburetral de polipropileno.

Conclusión

La ecografía ofrece un amplio abanico de posibilidades de mejora en el diagnóstico de los defectos anatómicos en la mujer con trastornos del suelo pélvico. No obstante, en el momento actual, el conocimiento del defecto no es sinónimo de poder actuar directamente sobre él. Es posible que si las conocemos podamos establecer factores pronóstico que nos permitan realizar medidas preventivas. Así, las técnicas diagnósticas basadas en la imagen nos pueden ayudar a decidir qué pacientes van a beneficiarse más de la cirugía.

Se abre ante nosotros un campo de investigación muy interesante que, sin duda, va a ofrecer en un futuro no lejano una mejora en el algoritmo terapéutico de nuestras pacientes.

BIBLIOGRAFÍA

1. Bergman, A.; McKenzie, C.J.; Richmond, J.; Ballard, C.A.; Platt, L.D. (1988): «Transrectal ultrasound versus cystography in the evaluation of anatomical stress urinary incontinence». *Br. J Urol.*; 62: 228-34.
2. Beer-Gabel, M.; Teshler, M.; Barzilai, N.; Lurie, Y.; Malnick, S.; Bass, D.; *et al.* (2002): «Dynamic transperineal ultrasound in the diagnosis of pelvic floor disorders: pilot study». *Dis Colon Rectum*; 45: 239-45.
3. Kaufman, H.S.; Buller, J.L.; Thompson, J.R.; Pannu, H.K.; DeMeester, S.L.; Genadry, R.R.; *et al.* (2001): «Dynamic pelvic magnetic resonance imaging and cystocolpoproctography alter surgical management of pelvic floor disorders». *Dis Colon Rectum*; 44: 1575-84.
4. Hoyte, L.; Jakab, M.; Warfield, S.K.; Shott, S.; Flesh, G.; Fielding, J.R. (2004): «Levator ani thickness variations in symptomatic and asymptomatic women using magnetic resonance-based 3-dimensional color mapping». *Am. J Obstet. Gynecol.*; 191: 856-61.
5. Lewicky-Gaupp, C.; Blaivas, J.; Clark, A.; McGuire, E.J.; Schaer, G.; Tumbarello, J.; *et al.* (2009): «"The cough game": are there characteristic urethrovesical movement patterns associated with stress incontinence?». *Int. Urogynecol. J. Pelvic Floor Dysfunct.*; 20: 171-75.
6. Hol, M.; van Bolhuis, C.; Vierhout, M.E. (1995): «Vaginal ultrasound studies of bladder neck mobility». *BJOG*; 102: 47-53.
7. Gottlieb, D.; Dvir, Z.; Golomb, J.; Beer-Gabel, M. (2009): «Reproducibility of ultrasonic measurements of pelvic floor structures in women suffering from urinary incontinence». *Int. Urogynecol. J. Pelvic Floor Dysfunct.*; 20:309-12.
8. Yang, J.; Yang, S.; Huang, W. (2006): «Biometry of the pubovisceral muscle and levator hiatus in nulliparous Chinese women». *Ultrasound Obstet. Gynecol.*; 26: 710-16.
9. Kruger, J.; Heap, S.; Murphy, B. (2008): «Pelvic floor function in nulliparous women imaged using three-dimensional ultrasound and magnetic

resonance imaging». *Obstet. Gynecol.*; 111: 631-38.

10. De Lancey, J.O.L. (2002): «Fascial and muscular abnormalities in women with urethral hypermobility and anterior wall prolapse». *Am. J. Obstet. Gynecol.*; 187: 93-98.

11. Dietz, H.P.; Steensma, A.B.; Hastings, R. (2003): «Three-dimensional ultrasound imaging of the pelvic floor: the effect of parturition on paravaginal support structures». *Ultrasound Obstet. Gynecol.*; 21: 589-95.

12. Lien, K.C.; Mooney, B.; De Lancey, J.O.L.; Ashton-Miller, J.A. (2004): «Levator ani muscle stretch induced by simulated vaginal birth». *Obstet. Gynecol.*; 103: 31-40.

13. Svabík, K.; Shek, K.L.; Dietz, H.P. (2009): «How much does the levator hiatus have to stretch during childbirth?». *BJOG*; 116: 1657-62.

14. Dietz, H.P. (2007): «Quantification of major morphological abnormalities of the levator ani». *Ultrasound Obstet. Gynecol.*; 29: 329-34.

15. Dietz, H.P.; Lanzarone, V. (2001): «Levator trauma after vaginal delivery». *Obstet. Gynecol.*; 106: 707-12.

16. Dietz, H.P.; Simpson J.M. (2008): «Levator trauma is associated with pelvic organ prolapse». *BJOG*; 115: 979-84.

17. De Lancey, J.; Morgan, D.; Fenner, D.; Kearney, R.; Guire, K.; Miller, J.M.; *et al.* (2007): «Comparison of levator ani muscle defects and function in women with and without pelvic organ prolapse». *Obstet. Gynecol.*; 109: 295-302.

18. Singh, K.; Jakab, M.; Reid, W.; Berger, L.A.; Hoyte, L. (2003): «Three-dimensional magnetic resonance imaging assessment of levatori ani morphologic features in different grades of prolapse». *Am. J. Obstet. Gynecol.*; 188: 910-15.

19. Kearney, R.; Miller, J.; Ashton-Miller, J.; De Lancey, J. (2006): «Obstetrics factors associated with levator ani muscle injury after vaginal birth». *Obstet. Gynecol.*; 107: 144-49.

20. Dietz, H. (2007): «Does delayed childbearing increase the risk of levatory injury in labour?». *Aust. N. Z. J. Obstet. Gynecol.*; 47: 491-95.

21. Dietz, H.P.; Shek, K.L. (2009): «Levator defects can be detected by 2D translabial ultrasound». *Int. Urogynecol. J. Pelvic Floor Dysfunct.*; 20: 807-11.

22. Dietz, H.P.; Shek, C.; Clarke, B. (2005): «Biometry of the pubovisceral muscle and levator hiatus by three-dimensional pelvic floor ultrasound». *Ultrasound Obstet. Gynecol.*; 25: 580-85.

23. Dietz, H.P.; Shek, C.; De Leon, J.; Steensma, A.B. (2008): «Ballooning of the levator hiatus». *Ultrasound Obstet. Gynecol.*; 31: 676-80.

24. Örnö, A.K.; Dietz, H.P. (2007): «Levator co-activation is a significant confounder of pelvic organ descent on Valsalva maneuver». *Ultrasound Obstet. Gynecol.*; 30: 346-50.

25. Dietz, H.P.; Streensma, A.B. (2006): «The prevalence of major abnormalities of the levator ani in urogynaecological aptients». *BJOG*; 113: 225-30.

26. Dietz, H.P.; Abbu, A.; Shek, K.L. (2008): «The levator-urethra gap measurement: a more objective means of determining levator avulsion?». *Ultrasound Obstet. Gynecol.*; 32: 941-45.

27. Bo, K.; Sherburn, M. (2005): «Evaluation of female pelvic floor muscle function and strenght». *Phy. Ther.*; 85: 269-82.

28. Bo, K.; Braekken, I.H.; Majida, M.; Engh, M.E. (2009): «Constriction of the levator hiatus during instruction of pelvic floor or transversus abdominis contraction: a 4D ultrasound

study». *Int. Urogynecol. J. Pelvic Floor Dysfunct.*; 20: 27-32.

29. Dietz, H.P.; Shek, C. (2008): «Levator avulsion and grading of pelvic floor muscle strength». *Int. Urogynecol. J. Pelvic Floor Dysfunct.*; 19: 633-36.

30. Khullar, V.; Cardozo, L.D.; Salvatore, S.; Hill, S. (1996): «Ultrasound: a noninvasive screening test for detrusor instability». *BJOG*; 103: 904-08.

31. Alper, T.; Cetinkaya, M.; Okutgen, S.; Kokcu, A.; Lu, E. (2001): «Evaluation of urethrovesical angle by ultrasound in women with and without urinary stress incontinence». *Int. Urogynecol. J. Pelvic Floor Dysfunct.*; 12: 104-06.

32. Cassadó, J.; Pessarrodona, A.; Tulleuda, R.; Cabero, Ll.; Valls, M.: Quintana, S.; *et al.* (2006): «Introital ultrasonography: a comparison of women with stress incontinence due to urethral hypermobility and continent women». *B. J. U. Int.*; 98: 822-28.

33. Huang, W.C.; Yang, J.M. (2003): «Bladderneck funneling on ultrasound cystourethrography in primary stress urinary incontinence: a sign associated with urethral hypermobility and intrinsec sphincter deficiency». *Urology*; 61: 936-41.

34. Dietz, H.P.; Haylen, B.T.; Broome, J. (2001): «Ultrasound in the quantification of female pelvic organ prolapse». *Ultrasound Obstet. Gynecol.*; 18: 511-14.

35. Resinger, E.; Stummvoll, W. (2006): «Visualization of the endopelvic fascia by transrectal three-dimensional ultrasound». *Int. urogynecol. J. Pelvic Floor Dysfunct.*; 17: 165-69.

36. Dietz, H.P.; Steensma, A.B. (2005): «Posterior compartment prolapse on two-dimensional and three-dimensional pelvic floor ultrasound: the distinction between true rectocele, perineal hypermobility and enterocele». *Ultrasound Obstet. Gynecol.*; 26: 73-77.

37. Lee, J.H.; Pretorius, D.H.; Weinstein, M.; Guadarrama, N.M.; Nager, C.W.; Mittal, R.K. (2007): «Transperineal three-dimensional ultrasound in evaluating anal sphincter muscles». *Ultrasound Obstet. Gynecol.*; 30: 201-09.

38. Huang, W.C.; Yang, S.H.; Yang, J.M. (2007): «Three-dimensional transperineal sonographic characteristics of the anal sphincter complex in nulliparous women». *Ultrasound Obstet. Gynecol.*; 30: 210-20.

39. Liu, J.; Guaderrama, N.; Nager, C.W.; Pretorius, D.H.; Master, S.; Mittal, R.K. (2006): «Functional correlates of anal canal anatomy: puborectalis muscle and anal canal pressure». *Am. J. Gastroenterol.*; 101: 1092-97.

40. Haylen, B.T. (1989): «Verification of the accuracy and range of transvaginal ultrasound in measuring bladder volumes in women». *Br. J. Urol.*; 64: 350-52.

41. Lo, T.S.; Horng, S.G.; Liang, C.C.; Lee, S.J.; Soong, Y.K. (2004): «Ultrasound assessment of mid-urethra tape at three-year follow-up after tension-free vaginal tape procedure». *Urology*; 63: 671-75.

42. Shek, K.L.; Dietz, H.P.; Rane, A.; Balakrishnan, S. (2008): «Transobturador mesh for cystocele repair: a short- to medium-term follow-up using 3D/4D ultrasound». *Ultrasound Obstet. Gynecol.*; 32: 82-86.

Capítulo 7

Anatomía quirúrgica para el tratamiento de los defectos del compartimento anterior

F. Muñoz, E. Bataller

Introducción

En condiciones normales, la base de la vejiga se encuentra por encima de la rama inferior de la sínfisis del pubis. Se entiende como cistocele o prolapso de la pared anterior de la vagina el descenso vesical manifestado a través de la mucosa vaginal, bien sea en reposo o por un aumento de la presión abdominal, como consecuencia de las alteraciones en las estructuras musculares y aponeuróticas del suelo pélvico, encargadas de mantener la vejiga y otras vísceras pélvicas en posición intraabdominal.

En función de la localización del defecto, se diferencian cuatro tipos de defectos:

- Defecto central o de la línea media. El prolapso de la pared vaginal anterior se produce en la línea media por defecto de los elementos de sostén.

  En este caso, la fascia pubovesical y los ligamentos pubouretrales permanecen aún unidos a la pared lateral de la pelvis.
- Defecto lateral o paravaginal. El defecto de la pared vaginal anterior se manifiesta a ambos lados de la cara anterior de la vagina como consecuencia de la debilidad o dehiscencia de los elementos de sostén en su anclaje en la pared lateral pélvica (fascia del arco tendíneo).
- Defecto transversal. Cuando el prolapso se produce por rotura de la fascia pubovesical en su inserción alrededor del cuello uterino.
- Defecto combinado. Es una asociación de los anteriores, manifestándose en la exploración como grandes cistoceles.

Según el grado de descenso, existen cuatro grados de cistocele:

- Grado I, con maniobra de Valsalva el descenso de la pared vaginal se encuentra por debajo de la espina ciática.
- Grado II, al realizar la maniobra de Valsalva o bien en reposo se produce un descenso de la pared vaginal hasta el introito.
- Grado III, el prolapso vesical sobrepasa el introito.
- Grado IV, el prolapso vesical sobrepasa el plano vulvar tanto en reposo como con Valsalva.

El diagnóstico del defecto de la pared vaginal anterior (cistocele) se basa fundamentalmente en la anamnesis y la exploración física.

La paciente refiere una variedad de síntomas, por ejemplo pesadez en hipogastrio, sensación de ocupación vaginal y presión en la pelvis, sensación de bulto en vagina y dispareunia. También puede referir sintomatología urinaria irritativa y obstructiva, con dificultad de inicio de la micción, chorro entrecortado, sensación de micción incompleta con infecciones de orina debido a residuos miccionales elevados, goteo postmiccional e incluso puede asociarse con retención aguda de orina. Con frecuencia, se asocia con incontinencia urinaria de esfuerzo (IUE). La sintomatología va a depender fundamentalmente del grado de cistocele que presente, siendo a veces asintomático. Estos síntomas los manifiesta sobre todo después de esfuerzos prolongados, al finalizar el día o la jornada laboral. Esta sintomatología, en especial en cistoceles avanzados, repercute negativamente en la calidad de vida de la paciente, en la esfera laboral, recreativa, familiar, y en la imagen corporal que tiene de ella misma.[1]

La exploración física se realizará con la paciente en decúbito dorsal. La exploración vaginal mostrará el prolapso de la pared vaginal anterior al realizar una maniobra de Valsalva y sobre todo si tiene la vejiga llena. El uso de un espéculo, girado noventa grados de su posición de entrada, nos mostrará la cara anterior y posterior de la vagina impidiendo de esta forma, en los prolapsos hasta grado II, confundir un cistocele con un rectocele. La presencia de abundantes pliegues en la cara anterior de la vagina orientará hacia un defecto paravaginal, mientras que la escasez o ausencia de ellos hará pensar en un defecto central. Es aconsejable investigar la presencia de una IUE oculta mediante maniobra de Valsalva previa reducción del cistocele o de cualquier otro cele.

1   Anatomía quirúrgica del compartimento anterior en la cirugía convencional del prolapso

En la cirugía del suelo pélvico, bien se realice mediante cirugía clásica aprovechando las propias estructuras de sostén del suelo pélvico o bien mediante la incorporación de material protésico, es fundamental un buen conocimiento anatomoquirúrgico de los espacios, tabiques o septos, fascias y ligamentos pélvicos.[2]

1.1   Anatomía quirúrgica

La pared vaginal está íntimamente unida a la uretra en su tercio inferior la cual dificulta su disección, siendo ésta más fácil en el tercio medio y superior de la vagina, lugar donde se van a manifestar con más frecuencia los defectos del compartimento anterior. La vagina ejerce su soporte por las fibras de tejido conectivo, adiposo, nervioso y una abundante red de tejido vascular, junto con el tejido fibromuscular de la vagina que se va engrosando lateralmente cada vez más hasta unirse a la fascia del elevador del ano y a los ligamentos uterosacros y cardinales cranealmente. Esta fascia vesical y pelviana con un espesor variable de tejido resistente, es necesario disecarla en la corrección del cistocele.

Los espacios o fosas paravesicales se extienden a cada lado de la vejiga con un límite superior en el pubis y el músculo obturador interno y con un límite inferior en el músculo obturador interno y el isquion.

El septo o tabique vesicovaginal situado posterior a la base vesical proporcionan una unión débil entre vagina y vejiga de una forma débil, sin ofrecer resistencia a la disección siempre que se esté en el plano preciso. De no ser así, podemos lesionar estructuras vecinas o crear falsas vías.

Los ligamentos pélvicos viscerales son engrosamientos del tejido conectivo considerados una continuación de los tabiques y fascias pelvianas, de tal forma que intercambian fibras con los tejidos de donde proceden. Su identificación durante la cirugía se ve favorecida por la tensión mediante valva o pinza de tracción.

Es necesario, pues, conocer la anatomía quirúrgica (o relaciones) del tercio superior y medio de la vagina con las estructuras vecinas (uretra, vejiga, cuello uterino) para poder realizar una correcta y buena cirugía en la corrección de un cistocele.

1.2 Técnica quirúrgica

Una vez diagnosticado el cistocele y evaluado su grado, se decide el tratamiento más adecuado en cada caso. En general, los cistocele de grado I y los asintomáticos no precisarán corrección. Al tratarse de una cirugía para mejorar el bienestar de la paciente, su corrección está en relación con el grado de prolapso y síntomas, evaluando los beneficios en el plano anatomicofuncional, así como el impacto sobre la función vesical, sexual y la eficacia a largo plazo.[3]

La reparación quirúrgica consiste en la exposición y separación de los planos que revisten el órgano prolapsado, movilización, sustitución del sostén aponeurótico (fascia de Hallban) y restauración de la vejiga a su posición normal y reforzamiento de las estructuras de soporte.

La colocación de la paciente en la mesa de operaciones es fundamental. Para la cirugía vaginal, la paciente debe estar en decúbito dorsal con las nalgas al borde de la mesa, los músculos flexionados noventa grados o flexionados sobre el abdomen en ligera abducción. Los talones deben estar en el plano vertical con el borde de la mesa. De esta forma, ambos ayudantes estarán cómodos y tendrán una buena visión del campo quirúrgico. La superficie de la mesa estará a la altura de los codos del cirujano. Debe evitarse las compresiones nerviosas debidas a piernas excesivamente flexionadas o muy cerradas, así como perneras que compriman durante un tiempo prolongado. El campo quirúrgico debe estar bien aislado y debe administrarse profilaxis antibiótica de amplio espectro.

La corrección del cistocele por vía vaginal, conocida clásicamente como colporrafia anterior o plastia vaginal anterior, puede realizarse de forma aislada para la corrección de los defectos de la pared anterior, o bien asociada a otras intervenciones, por ejemplo operaciones de suspensión uretral para corregir la IUE, histerectomía vaginal o reparaciones de la pared posterior vaginal con rectocele.

La técnica será distinta según el defecto sea central (defecto de la línea media) o lateral (defecto paravaginal).

1.2.1 Corrección de cistocele con defecto central

El objetivo técnico de la corrección del cistocele central es realizar una plicatura de la fascia pubovesical en uno o dos planos, para reducir y proporcionar soporte a la vejiga descendida. Es necesario cateterismo vesi-

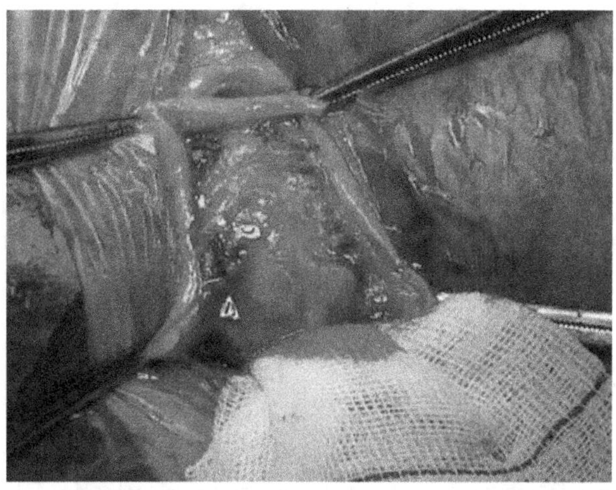

Figura 1. Técnica para la corrección del defecto central y paravaginal.
Vía de acceso con resección de la mucosa vaginal.

cal, bien sea pinzado y, por tanto, repleción vesical, con la ventaja de que ante una lesión vesical ésta será fácilmente identificable, o bien cateterismo abierto, con la ventaja de disponer de un mayor campo quirúrgico. Se marca con pinzas de Kocher o de Allis los límites de la clásica incisión en «T» o bien en forma de trapecio (es la técnica que será descrita), con el lado mayor en el polo inferior del cistocele, el lado menor por debajo del cuello vesical (palpable a través del globo de la sonda vesical) y con los bordes laterales a 1-2 cm de la línea media (véase la figura 1). Con tracción de las pinzas de disección y con bisturí frío se realiza la incisión de la mucosa vaginal que se extirpa, teniendo muy en cuenta que no esté acompañada de fascia pubovesical. Se realiza hemostasia de toda la superficie cruenta. Sin abandonar la tracción, se libera la vejiga prolapsada de la pared vaginal hasta los límites de la rama isquiopubiana de ambos lados con la finalidad de comprobar la presencia de un defecto paravaginal.[4] Esta maniobra se ve facilitada si el cirujano tracciona con su pinza de disección mientras diseca con bisturí o tijeras hasta encontrar el plano apropiado en dirección al espacio paravesical, pudiendo continuar la disección digitalmente sin encontrar resistencia. En este tiempo quirúrgico es cuando se objetiva la presencia o no de un defecto lateral, visualizando la desinserción de la fascia del arco tendíneo y la presencia del tejido graso del espacio retropúbico. No es necesario desanclar la vejiga de sus conexiones vasculares a través de los pilares de la vejiga (ligamentos vesicouterinos) con el fin de elevar ésta a una posición más craneal. A continuación, se fabrica un primer plano central de la fascia pubovesical con puntos de 2-0 de reabsorción lenta, y si es aconsejable se realizará un segundo plano más lateral con sutura de las mismas características. Con esta incisión, al contrario que con la incisión en «T», no es necesario recortar mucosa vaginal, pues ya se hizo al inicio de la intervención. La mucosa vaginal se cierra con una sutura continua (sin cruzar) de material de reabsorción rápida de 3-0.

1.2.2   *Corrección de cistocele con defecto paravaginal (vía vaginal)*

La corrección del defecto lateral de la pared vaginal anterior tiene como finalidad fijar la fascia pubovesical defectuosa a la fascia del arco tendíneo de la pelvis. El diagnóstico de este defecto se realizará con certeza intraoperatoriamente al disecar de forma lateral la vejiga, penetrando así en el espacio perivesical en dirección al orificio obturador, donde se encontrará una desinserción completa o parcial de la fascia pubovesical con aparición de tejido graso. Este espacio abierto tendrá un límite superior que

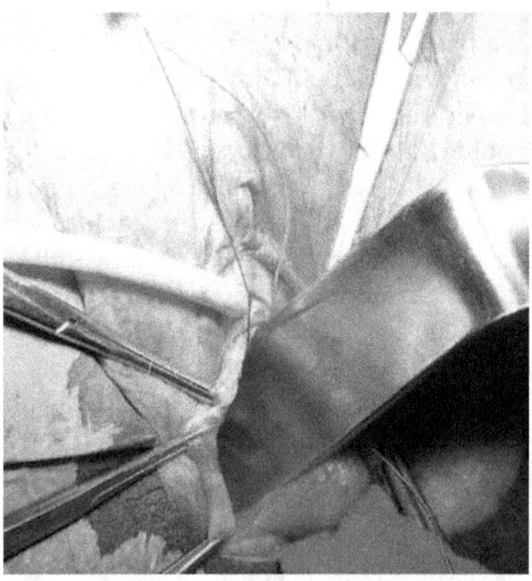

Figura 2. Técnica para la corrección del defecto lateral. Retracción de la vejiga en el lado derecho de la paciente mediante valva introducida en el espacio paravesical.

se corresponde con la cara posterior del pubis y un límite inferior que corresponde a la espina ciática, de tal forma que permite al cirujano identificar la fascia del arco tendíneo y el músculo obturador interno.

El inicio de la intervención es común con la corrección del defecto central hasta la disección lateral de la vagina. Se continúa esta disección de forma digital lateralmente a ambos lados, sin encontrar resistencia si se está en el plano apropiado.[5] Mediante una valva de Breisky (véase la figura 2), se realiza la retracción de la vejiga y de la uretra en el lado izquierdo de la paciente para colocar un primer punto de material reabsorbible número 0 de larga duración que pasará por el arco tendíneo, por delante de la espina ciática. A continuación, el mismo punto pasará por la fascia pubovesical desinsertada, para terminar en la cara interna de la pared vaginal. La tracción de esta primera sutura facilitará la realización de los siguientes puntos. Se coloca una serie de 3-4 puntos hasta alcanzar el nivel del ángulo uretrovesical. En el lado derecho se realiza el mismo procedimiento. Los puntos se anudan alternando uno de cada lado en el orden de mayor a menor tensión, es decir, desde el más superior a nivel del ángulo uretrovesical y terminando por la sutura próxima a la espina ciática. Éste es el momento de realizar una plicatura central de la fascia al igual que en la corrección del defecto central. Esta intervención se puede realizar de forma más sencilla, sin necesidad de alcanzar el arco tendíneo. Consiste en dar los puntos laterales, uniendo la fascia lateral a la parte superior de la vagina anterior, obviando el paso por el arco tendíneo. Esta técnica refuerza el sostén lateral de la vejiga, pero no restituye el surco anatómico lateral de la vagina.

1.3 Eficacia de estas técnicas

1.3.1 Corrección de cistocele con defecto central

Desde la primera descripción en 1913 por Kelly de la corrección del cistocele central, diferentes estudios retrospectivos comunican una eficacia que oscila entre el 80-100 %.[6-9] Sin embargo, en dos estudios controlados, estos porcentajes bajan al 42 y al 57 %, respectivamente.[10,11] Colombo, en un estudio aleatorizado en pacientes con cistocele e incontinencia urinaria de esfuerzo, compara la corrección del cistocele por vía vaginal y la colposuspensión de Burch con un éxito del 97 % de la primera, frente a un 66 % de la segunda.[12]

1.3.2   Corrección paravaginal

En 1976, Richardson[13] describe la corrección paravaginal del cistocele por vía abdominal. Varias publicaciones con esta técnica[14-17] aportan porcentajes mayoritariamente altos de curación, entre el 75 y el 97 %. La técnica para la corrección del defecto lateral por vía vaginal presenta unas tasas de eficacia que van del 67 al 100 %.[18-23]

1.4   *Complicaciones intraoperatorias y soluciones*

Ante un sangrado de los espacios paravesicales, es necesaria una buena visualización del campo sangrante mediante una valva que separe medialmente la vejiga, ayudado de un mecanismo de aspiración mejor que de limpieza del campo con gasas que pueden aumentar el sangrado. Se localiza y pinza el vaso sangrante con posterior electrocoagulación a través de la pinza hemostática, mejor que con punto de sutura. Si el sangrado no estuviera localizado, por ser difuso, se aconseja un taponamiento vaginal compresivo por fuera del campo quirúrgico durante unos minutos. Otra complicación posible es la lesión del uréter durante la disección del espacio perivesical, o bien su acodamiento en el momento de realizar las suturas laterales. Para evitar esta situación es aconsejable realizar una palpación del uréter para hacernos una idea de su localización y trayectoria.

Finalmente, puede presentarse una lesión vesical al realizar los planos de despegamientos, tanto centrales como laterales. Lo importante es darse cuenta de que la lesión se ha producido. Mediante cistoscopia o instilación de azul de metileno localizamos la lesión y su relación con la desembocadura de los uréteres. Si éstos no están comprometidos, se realiza sutura de la lesión vesical y se comprueba su impermeabilidad con el contraste mencionado. Es aconsejable dejar sonda vesical permanente entre tres y cinco días.

2   Anatomía quirúrgica del compartimento anterior en la cirugía del prolapso con mallas

Las nuevas técnicas quirúrgicas, que corrigen el prolapso genital mediante la colocación de material protésico a través de unas agujas especiales, obligan a los cirujanos a conocer de forma muy precisa la anatomía de la pelvis. Este conocimiento tan exacto estriba en que dicha cirugía se realiza en gran parte a ciegas e incorpora un nuevo concepto y, a su vez, un nuevo sentido, que es el tacto. Para conseguir el éxito deseado, debemos conocer en profundidad los espacios anatómicos, los puntos llamados guía, o de referencia, y las estructuras cercanas susceptibles de lesión.

El éxito de este tipo de cirugías depende en gran medida de que se realicen siguiendo unas directrices muy bien establecidas, no tan sólo para corregir el prolapso derivado de la lesión de los tejidos fasciales, ligamentosos o musculares, sino también, y fundamentalmente, para evitar la lesión de órganos y de estructuras contiguas.[24,25] La lesión de las citadas estructuras, que en manos expertas son poco frecuentes, pueden ser de suma gravedad, siendo injustificable en una cirugía de calidad de vida como es la cirugía del prolapso.

La descripción anatómica que se desarrolla a continuación se efectúa desde el punto de vista del cirujano que está realizando un procedimiento por vía vaginal.

2.1 Espacios anatómicos

2.1.1 Fosa paravesical

Espacio virtual bilateral cuyo límite medial es la vejiga y el lateral el músculo elevador con sus respectivos haces. Su techo correspondería a la reflexión superior de la fascia endopélvica, a la cual se une mediante el arco tendíneo del elevador que conectaría cranealmente con el espacio de Retzius. El suelo es la reflexión inferior de la fascia que engloba parte del tabique recto vaginal en su porción lateral.

Dicha fosa es avascular y suele sangrar por la rotura de los vasos venosos del plexo de Santorini, que se encuentra en la porción superior de la fascia endopélvica.[26]

Accedemos a dicha fosa mediante la disección lateral del espacio vesicovaginal. El motivo para disecar este espacio es para poder pasar las agujas anteriores que al colocar la malla corregirán el cistocele.

2.1.2 Espacio vesicovaginal

Una vez abierta la vagina anterior, se accede a este espacio para colocar la malla entre la vagina y la vejiga. Se aconseja dejar el tejido fibroso, llamado fascia de Hallban, que hay entre ambas estructuras, adherido a la vagina para mantener su vascularización y así disminuir el riesgo de extrusión que es, sin duda alguna, la complicación más frecuente.

Para disminuir el sangrado y facilitar al mismo tiempo la disección, se aconseja el uso de suero fisiológico con o sin agentes vasoconstrictores, tipo adrenalina a concentraciones de 5 µ/ml.

El límite central y proximal de la disección no debe superar el cuello vesical para evitar la tracción del mismo por parte de la malla. En el caso de realizar conjuntamente una técnica correctora de la incontinencia urinaria de esfuerzo, se aconseja practicar incisiones separadas para la colocación de los dos tipos de prótesis.

2.1.3   Fosa isquiorrectal

Este espacio sería la zona contigua a la fosa pararrectal, siendo su límite medial el elevador y el lateral el músculo obturador interno (véase la fi-

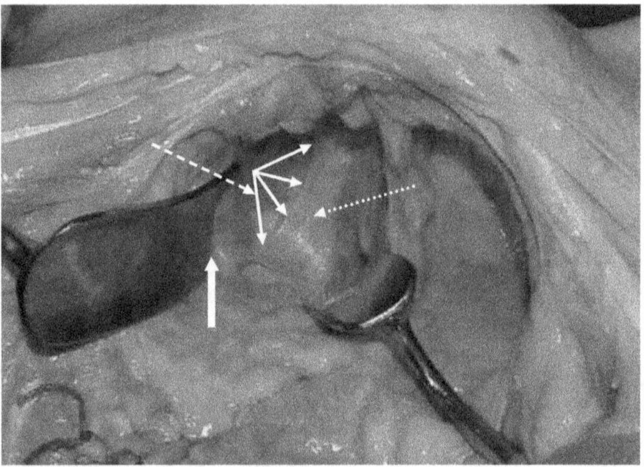

Flecha gruesa = espina ciática.
Flechas en abanico = arco tendíneo.
Flecha discontinua a cuadros = fosa isquiorrectal.
Flecha discontinua a círculos = músculo elevador recubierto con su fascia.

Figura 3. Arco tendíneo izquierdo y fascia endopélvica. Visión laparotómica del espacio de Retzius en un cadáver en fresco. Se objetiva el arco tendíneo izquierdo que va desde la rama isquiopubiana hasta la espina ciática. La fosa que se identifica lateral y cranealmente es la fosa isquiorrectal que se ha disecado, despegando el arco del músculo obturador interno.

gura 3). El techo de la misma lo formaría la unión de ambos músculos sobre el arco tendíneo. Dentro de ésta se encuentra el canal de Alcock, por donde pasa el nervio pudendo y los vasos pudendos internos, que se desdoblarán en tres ramas principales una vez cerca de la musculatura superficial del periné. El suelo de la fosa corresponde al músculo glúteo. En ningún caso nuestra disección interna debe ir más lateralmente del músculo elevador, que sería la fosa isquiorrectal, pero el paso de las agujas puede atravesar en su parte más superior dicho espacio.

2.2   Estructuras guía o de referencia

2.2.1   Espina ciática

Esta protuberancia del isquion, también llamada espina isquiática, es una referencia fija inalterable que nos permite localizar los ejes y, asimismo, el vértice interno de la disección. De dicha tuberosidad se origina el ligamento sacrociático y el arco tendíneo (véase la figura 3).

2.2.2   Ligamento sacrociático

Este ligamento, también llamado sacroespinoso, se origina en la espina ciática y se inserta en el sacro, siendo el límite inferior del foramen ciático mayor. El ligamento comienza cuando finaliza el músculo ileococcígeo y está cubierto por fibras del músculo coccígeo. Se considera uno de los ligamentos más resistentes del cuerpo después de los de la columna.

Podemos casi considerarlo el protagonista de la cirugía reconstructiva pélvica por vía vaginal. La importancia de este ligamento no solamente viene dada por ser el punto principal de sostén sino también por las referencias anatómicas. En ningún caso debemos ir más allá del ligamento ya que, en dirección hacia el sacro, nos encontraremos el paquete del pudendo justo lateral y por debajo del mismo y más cerca de la espina, y el nervio ciático más hacia el sacro. Con las nuevas técnicas reconstructivas de mallas se evita el pase a ciegas, ya que el anclaje de la malla anterior se realiza también en dicho ligamento, en concreto a 2 cm medialmente a la espina y en el borde anterior del mismo previo desplazamiento medial del recto, de ahí la importancia de la descripción del mismo y sus estructuras vecinas en este tipo de cirugía.

2.2.3   Arco tendíneo

La unión de la fascia endopélvica sobre el elevador formará una cuerda tendinosa cuyo origen es la espina ciática y su inserción es la rama isquio-pubiana (véase la figura 3). El arco tendíneo se apoya sobre el músculo obturador interno. En muchos casos de prolapso se encuentra roto o de-sinsertado.

Cuando realizamos una exploración vaginal con anatomía conserva-da, se observará una pequeña invaginación lineal de la cara lateral de la vagina que sigue el trayecto descrito. Al realizar el tacto vaginal se puede tocar esta cuerda fibrótica que es muy fina.

La importancia de este elemento en la técnica de mallas radica en que el paso de las agujas ha de ser justo por encima, nunca por debajo.

2.2.4   Rama isquiopubiana

Al ser una estructura ósea es una referencia segura. La entrada de las agu-jas se realiza a 1 cm lateralmente a la rama, tanto la parte superior como la inferior, del compartimento anterior. Es también la zona de inserción del arco tendíneo en su límite más cercano a la piel.

3   Estructuras susceptibles de lesión

3.1   Vejiga

Muchas de las cirugías con malla se realizan en pacientes con cirugía pre-via. Para evitar la lesión vesical al pasar las agujas, se aconseja una correc-ta disección del espacio paravesical. La lesión de la misma no contrain-dica la colocación de la malla una vez suturada en dos capas. Para evitar la lesión inadvertida de la misma, se puede instilar una dilución de azul metileno en 50 ml de suero fisiológico en la vejiga.[27]

3.2   Paquete vasculonervioso del obturador

La arteria, la vena y el nervio obturador salen de la pelvis a través del canal obturador situado a unos 2,8 cm del paso de la aguja más anterior de la corrección con malla, y a unos 3-4 cm de la espina ciática que correspondería a la aguja más posterior del compartimento anterior. El paquete se desdobla en rama craneal y caudal bordeando el pubis y la rama isquiopubiana, respectivamente. Por tacto vaginal, mientras realizamos la cirugía y siguiendo lateralmente la rama pubiana, por encima del arco tendíneo, se puede identificar el orificio de salida, del cual debemos alejarnos en todo momento. Si el sangrado al introducir esta agujas es profuso y estamos lejos de este orificio, podemos estar seguros de que no hemos lesionado los vasos obturadores y probablemente se trate de otro plexo venoso que se autolimitará en la mayoría de los casos.

La proximidad, a su vez, de las ramas con el nervio obturador puede producir dolor crónico, que es constante si hay atrapamiento del nervio, o bien, a intervalos derivado de movimientos específicos, si la malla está próxima pero no engloba el nervio. El dolor sería irradiado tipo neuralgia, a diferencia del de origen muscular.

3.3   *Paquete vasculonervioso de la pudenda interna*

El paquete del pudendo está íntimamente ligado a las caras posterior y lateral del ligamento sacrociático, a la altura de su inserción en la espina ciática. A este nivel penetra en el canal de Alcock. Por ello, al colocar las agujas o arpones debemos descender unos 2 cm caudal y medialmente y siempre sobre el borde más anterior de dicho ligamento, previo desplazamiento del recto.

Hay que distinguir entre el dolor típico postquirúrgico derivado de la disección y de la tracción del ligamento, de la lesión del nervio pudendo o atrapamiento del mismo. El primero es autolimitado en el tiempo y relacionado con la sedestación en muchos casos. El segundo es continuo con irradiación.

3.4   *Nervio ciático*

La posibilidad de compromiso del nervio existe, aunque si se respetan los límites, es decir, la disección, no debe de ir más allá del ligamento, la lesión es poco probable.

El nervio ciático se desvía lateralmente antes que el nervio pudendo. Por lo tanto, su lesión, si existe, puede estar relacionada con variaciones anatómicas o por maniobras perioperatorias, especialmente con las valvas para mejorar el campo quirúrgico.[28]

El atrapamiento del mismo se identifica en el postoperatorio inmediato, generalmente por una neuralgia que irradia por la parte posterior de la EEII hasta el pie.

3.5 Arteria glútea inferior

Se origina en el tronco anterior o posterior de la arteria hipogástrica y pasa por detrás del nervio ciático y del ligamento sacroespinoso. Existe una ventana de 3-5 mm por la cual se objetiva dicha rama sin protección, justo entre el borde inferior del plexo principal del nervio ciático y el borde superior del ligamento sacrociático. En esta zona es donde puede haber mayor riesgo de lesión. La zona más segura está a 2,5 cm medial a la espina y en el borde más «vulvar» del ligamento.[29]

Aunque parezca que la lesión vascular más prevalente sea la pudenda interna, la arteria glútea inferior es la que se puede lesionar con mayor facilidad en este tipo de cirugías. Aunque se ha preconizado la utilización de clips o taponamiento, el tratamiento adecuado de estas hemorragias es la embolización.[30] La ligadura de la arteria hipogástrica tiene un alto índice de fracasos debido a la circulación colateral.[31,32]

BIBLIOGRAFÍA

1. Jelovsek, J.E.; Barber, M. (2006): «Women seeking treatment for advanced pelvic organ prolapse have decreased body image and quality of life». *Am. J. Obstet. Gynecol.* ;194(5):1455-61.
2. Cosson, M.; Querleu, D.; Dargent, D. (2005): *Cirugía ginecológica por vía vaginal.* Médica Panamericana, Madrid; p.13-19.
3. Pauls, R.N.; Silva, W.A.; Rooney, D.M.; Siddighi, S.; Kleeman, S.D.; Dryfhout, V. *et al.* (2007): «Sexual function after vaginal surgery for pelvic organ prolapse and urinary incontinence». *Am. J. Obstet. Gynec.*;197(6):Dec.
4. Cosson, M.; Querleu, D.; Dargent, D. (2005): *Cirugía ginecológica por vía vaginal.* Médica Panamericana, Madrid; p 105-113
5. Baggish, M.; Karran, M. (2009): *Atlas de anatomía de la pelvis y cirugía ginecológica.* Médica Panamericana, Buenos Aires; p. 595-24.
6. Macer, G.A. (1978): «Transabdominal repair of cystocele, a 20 year experience, compared with the traditional vaginal approach». *Am. J. Obstet. Gynecol.*; 131:203-07.
7. Porges, R.F.; SW S. (1994): «Long-term analysis of the surgical manage-

ment of pelvic support defects». *Am. J. Obstet. Gynecol.*;1518-28.

8. Stanton, S.L.; Hilton, P.; Norton, C.; Cardozo, L. (1982): «Clinical and urodynamic effects of anterior colporrhaphy and vaginal hysterectomy for prolapse with and without incontinence». *Br. J. Obstet. Gynaecol.*; 89:459-63.

9. Walter, S.; Olesen, K.P.; Hald, T.; Jensen, H.K.; Pedersen, P.H. (1982): «Urodynamic evaluation after vaginal repair and colposuspension». *Br. J. Urol.*; 54: 377-80.

10. Weber, A.M.; Walters, M.D.; Piedmonte, M.R.; Ballard, L.A. (2001): «Anterior colporrhaphy: a randomized trial of three surgical techniques». *Am. J. Obstet. Gynecol.*;185: 1299-304.

11. Sand, P.K.; Koduri, S.; Lobel, R.W.; *et al.* (2001): «Prospective randomized trial of polyglactin 910 mesh to prevent recurrence of cystoceles and rectoceles». *Am. J. Obstet. Gynecol.*; 184: 1357-62.

12. Colombo, M.; Vitobello, D.; Proietti, F.; Milani, R. (2000): «Randomised comparison of Burch colposuspension versus anterior colporrhaphy in women with stress urinary incontinence and anterior vaginal wall prolapse». *BJOG.*; 107: 544-51.

13. Richardson, A.C.; Lyon, J.B.; Williams, N.L. (1976): «A new look at pelvic relaxation». *American Journal of Obstetrics & Gynecology*; 126(5): 568-73.

14. Richardson, A.C.; Edmonds, P.B.; Williams, N.L. (1981): «Treatment of stress urinary incontinence due to paravaginal fascial defect». *Obstet. Gynecol.*; 57: 357-62.

15. Shull, B.L.; Baden, W.B. (1989): «A six-year experience with paravaginal defect repair for stress urinary incontinence». *Am. J. Obstet. Gynecol.*; 160: 1432-40.

16. Bruce, R.;, El Galley, R.E.; Galloway, N.T. (1999): «Paravaginal defect repair in the treatment of female stress urinary incontinence and cystocele». *Urology*; 54: 647-51.

17. Scotti, R.J.; Garely, A.D.; Greston, W.M.; Flora, R.F.; Olson, T.R. (1998): «Paravaginal repair of lateral vaginal wall defects by fixation to the ischial periosteum and obturator membrane». *Am. J. Obstet. Gynecol.*; 179:1436-45.

18. White, G.R. (1912): «An anatomic operation for the cure of cystocele». *Am. J. Obstet. Dis. Women Children.*; 65: 286-90.

19. Shull, B.L, Benn, S.J.; Kuehl, T.J. (1994): «Surgical management of prolapse of the anterior vaginal segment: An analysis of support defects, operative morbidity, and anatomical outcome». *Am. J. Obstet. Gynecol.*; 171(6): 1429-39.

20. Grody, M.H.T.; Nyirjesy, P.; Kelley, L.M.; Millar, M.L. (1995): «Paraurethral fascial sling urethropexy and vaginal paravaginal defects cystopexy in the correction of urethrovesical prolapse». *Int. Urogynecol. J. Pelvic Floor Dysfunct.*; 6:80-85.

21. Elkins, T.E.; Chesson, R.R. ; Videla, F.; Menefee, S.; Yordan, R.; Barksdale, A. (2000): «Transvaginal paravaginal repair. A useful adjunctive procedure at pelvic relaxation surgery». *J. Pelvic Surg.*; 6: 11-15.

22. Mallipeddi, P.K.; Steele, A.C.; Kohlin, N.; Karram, M.M. (2001): «Anatomic and functional outcome of vaginal paravaginal repair in the correction of anterior vaginal wall prolapse». *Int. Urogynecol. J. Pelvic Floor Dysfunct.*;12: 83-88.

23. Young, S.B.; Daman, J.J.; Bony, L.G. (2001): «Vaginal paravaginal repair: one-year outcomes». *American Journal*

of Obstetrics and Gynecology;185(6): 1360-66; discussion 6-7.

24. Fatton, B.; Amblard, J.; Debodinance, P.; Cosson, M.; Jacquetin, B. (2007): «Transvaginal repair of genital prolapse: preliminary results of a new tension-free vaginal mesh (Prolift™ technique)- a case series multicentric study». *Int Urogynecol. J.*; 18: 743-52.

25. Reisenauer, C.; Kirscniak, A.; Drews, U.; Wallwiener, D. (2007): «Anatomical conditions for pelvic floor reconstruction with polypropylene implant and its application for the treatment of vaginal prolapse». *Eur. J. Obstet. Gynecol. Reprod. Biol.*; 131; 214-25.

26. Ignjatovic, Ivan; Stosic, Dragan (2007): «Retrovesical haematoma after anterior Prolift[R] procedure for cystocele correction». *Int. Urogynecol. J.*; 18:1495-97.

27. Altman, D.; Falconer, C. (2007): «Perioperative morbidity using transvaginal mesh in pelvic organ prolapse repair». *Obstet. Gynecol.*; 109: 303-08.

28. Altman, D.; Väyrynen, T.; Engh, M.E.; Axelsen, S.; Falconer, C. (2008): «Short-term outcome after transvaginal mesh repair of pelvic organ prolapsed». *Int. Urogynecol. J.*; 19: 787-93.

29. Takeyama, M.; Koyama, M.; Murakami, G.; Nagata, I.; Tomoe, H.; Furuya, K. (2008): «Nerve preservation in tension-free vaginal mesh procedures for pelvic organ prolapse: a cadaveric study using fresh and fixed cadavers». *Int. Urogynecol.* J.; 19: 559-66.

30. Thompson, J.R.; Gibb, J.S.; Genadry, R.; Burrows, L.; Lambrou, N.; Buller, J.L. (1999): «Anatomy of pelvic arteries adjacent to the sacrospinous ligament: importance of the coccygeal branch of the inferior gluteal artery». *Obstet. Gynecol.*; 94(6) 973-77.

31. Mokrzycki, M.; Star Hampton, B. (2007): «Pelvic arterial embolization in the setting acute hemorrhage as a result of the anterior Prolift[R] procedure». *Int. Urogynecol. J.*; 18: 813-15.

32. Barksdale, P.A.; Elkins, T.E.; Sanders, C.K.; Jaramillo, F.E.; Gasser, R.F. (1998): «An anatomic approach to pelvic hemorrhage during sacrospinous ligament fixation of the vaginal vault». *Obstet. Gynecol.*; 91(5 Pt 1): 715-18.

Capítulo 8

Anatomía quirúrgica para el tratamiento de los defectos del compartimento apical por vía vaginal. Prevención del prolapso de cúpula

V. Martínez, N. Climent, A. López

Introducción

El defecto del compartimento apical del suelo pélvico consiste en la rotura o estiramiento de las fascias y los ligamentos encargados de la sujeción del útero o, en su defecto, de la cúpula vaginal a la pelvis. Las consecuencias del defecto del compartimento apical son el histerocele (prolapso del útero), el prolapso de cúpula (eversión de la cúpula vaginal) y el enterocele o douglascele (herniación del intestino a través de la lesión facial posterior).

El objetivo de la reparación del defecto del compartimento apical consiste en restaurar el eje vaginal, su longitud y su función, mediante el anclaje de la cúpula o del anillo pericervical a una estructura anatómica y funcionalmente válida.[1,2] Por otro lado, se deben sustituir o reparar los ligamentos suspensores y cerrar los defectos fasciales, evitando el daño de otros compartimentos.

La causa fundamental de recidiva del prolapso apical es que éste pase desapercibido en el momento del diagnóstico. Éste es el caso de las pacientes que tienen defectos en varios compartimentos a la vez.

Las causas anatómicas que producen una alteración estructural del compartimento apical son:

- Defectos específicos en la porción apical de la fascia endopélvica.
- Alteraciones en los vectores de fuerza sobre la cúpula vaginal.
- Lesiones vasculares, estructurales o nerviosas del elevador del ano.
- Aumento del tamaño del hiato genital por pérdida de suspensión o soporte.
- Cambios en el ángulo de soporte de la cúpula vaginal.

1　Anatomía descriptiva del compartimento apical[2,3]

Los dos tercios superiores de la vagina son casi horizontales, el eje vaginal normal se dirige en dirección postero-superior, hacia S2-S3, y el tercio inferior es prácticamente vertical. Las alteraciones del eje vaginal favorecen daños estructurales en otros compartimentos.

Existen cinco sistemas[3] responsables del soporte de la vagina y que pueden estar dañados de forma separada o conjunta:

- **Huesos de la pelvis**
  Son el lugar donde se soportan y anclan las fascias y los ligamentos suspensorios. Cabe destacar la espina ciática (EC) como punto de referencia anatómica dentro de la estructura ósea, ya que a ella se unen múltiples ligamentos que estabilizan la pelvis.[1] Las distancias anatómicas de la cúpula vaginal con respecto a la espina ciática, en pacientes nulíparas, medidas mediante RMN son aproximadamente:[4]

    - 4,6 cm medial.
    - 1,2 cm anterior.
    - 1,6 cm superior.

  Estas distancias deben tenerse en cuenta al realizar la reconstrucción quirúrgica, ya que garantizan la posición anatómica del eje y la longitud vaginal.[5]

- **Anillo cervical**
  Está constituido por la fusión de varias estructuras:

    - *Septum supravaginal.* Representa un área de unión entre el tejido conjuntivo que soporta la vejiga y aquel que soportan la vagina y el cérvix. Es una estructura variable que algunos anatomistas no describen. Sin embargo, la disección correcta de este espacio permite el acceso directo al espacio útero-vesical.
    - *Septum rectovaginal.* Es un tejido conectivo cuya existencia también es discutida por los anatomistas. Los que la defienden dicen que es una estructura entre la vagina y el recto, que está conectado en su porción superior o proximal con los li-

gamentos uterosacros, y por la porción inferior o distal con el cuerpo perineal. Lateralmente se funde con la fascia del elevador del ano.

- – *Complejo ligamentario cardinal-uterosacro* (nivel I de De Lancey).[6] Estos ligamentos nacen de la zona posterolateral del cérvix uterino y van en dirección posterosuperior hasta unirse con el sacro. De esta manera, el cérvix queda estabilizado y se mantiene por encima de las espinas ciáticas. Por ellos transcurren estructuras vasculares, nerviosas y linfáticas.

- **Fascia endopélvica (nivel II de De Lancey)**
  Se extiende desde el complejo uterosacro al diafragma urogenital. Aporta soporte estructural a la uretra, vejiga, vagina y recto. De forma bilateral se une al arco tendíneo.

- **Plataforma del elevador del ano**
  Es una estructura muscular que va desde la unión anorrectal hasta el cóccix. Su lesión produce un aumento de las dimensiones del hiato genital, favoreciendo el prolapso del compartimento apical.

- **Cuerpo perineal (nivel III de De Lancey)**
  Es una estructura piramidal de tejido fibromuscular, que se encuentra en la porción distal entre la vagina y el recto. Está limitada lateralmente por las tuberosidades isquiáticas. Su función consiste en mantener la posición anatómica del tercio distal de la vagina.

2 Intervenciones para la corrección de los defectos del compartimento apical por vía vaginal

Existe controversia para determinar cuál es la técnica de elección en la corrección del prolapso de cúpula vaginal. Algunos autores defienden técnicas basadas en la suspensión (sacrocolpopexia o colpopexia sacroespinosa) y otros, sin embargo, mediante el soporte (teoría desarrollada por De Lancey). Sea cual sea el tipo de reconstrucción, queda claro que es preciso reestablecer la continuidad de las fascias vaginales anterior y posterior en el ápice de la vagina.

Los posibles anclajes suspensorios de la cúpula vaginal o del anillo pericervical por vía vaginal son:

– Ligamento uterosacro.
– Ligamento sacroespinoso.
– Músculo ileococcígeo.

Los materiales utilizados para la reposición del prolapso son:

– Suturas.
– Mallas.

2.1   *Intervenciones basadas en la suspensión de la cúpula*

2.1.1   *Técnica de Richter (colpopexia, uteropexia sacroespinosa)*[3]

Consiste en la unión del ligamento sacroespinoso a la cúpula vaginal. Es la técnica descrita clásicamente para la cirugía de corrección del prolapso del compartimento apical por vía vaginal, con o sin la preservación del útero.

- **Técnica**
  A través de una incisión perineal en la cara posterior de la vagina, se realiza una disección roma del espacio pararrectal (unilateral o bilateral), para dejar expuesto el ligamento sacroespinoso (LSE) y unirlo mediante suturas a la cúpula vaginal. La sutura en el LSE debe realizarse a 2 o 3 cm medialmente a la EC para evitar la lesión de estructuras vasculares y nerviosas que después describiremos.

- **Relaciones anatómicas importantes (véase la figura 1)**
  El LSE es el componente tendinoso del músculo coccígeo. Tiene forma triangular, une la espina ciática al sacro, y mide unos 5 cm.
  El nervio pudendo y la arteria pudenda discurren paralelos al borde superior del LSE. Están situados a 6 y 2,3 mm de la EC, respectivamente.
  El paquete vasculonervioso del pudendo sale de la pelvis por detrás del LSE[1] para entrar de nuevo a través del foramen ciático menor y aprovecha el canal de Alcock (véase la figura 1), que consiste en un repliegue de la fascia del músculo obturador interno, para dirigirse hacia el exterior de la pelvis por debajo de la tuberosidad isquiática.

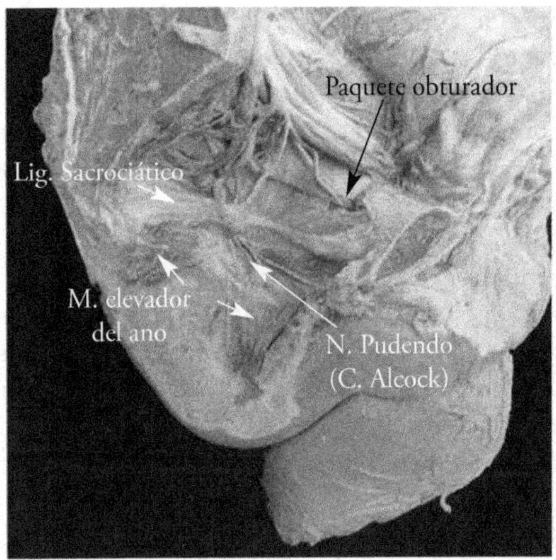

Figura 1. Relaciones anatómicas de la pelvis (corte sagital).

La arteria glútea inferior y el plexo sacro se sitúan muy cercanos al borde superior del LSE. La arteria glútea se localiza más posterior que la arteria pudenda y a 24 mm de la EC, mientras que el plexo sacro y el nervio ciático discurren por el plano dorsal del tercio medio del LSE.

En conclusión,[7] se recomienda realizar la sutura en la zona inferior del LSE para no lesionar las estructuras nerviosas próximas al borde superior del mismo y a 2 cm medialmente de la EC para evitar el paquete vasculonervioso pudendo. El atrapamiento del plexo sacro provoca dolor glúteo o de miembros inferiores y en algunos casos causa incluso la denervación del músculo del elevador del ano, lo que predispone a la recidiva del prolapso.[8] La lesión del nervio pudendo origina déficit motor o sensitivo en los esfínteres y el periné.

- **Ventajas**
  - Acceso fácil por vía vaginal.
  - Es una técnica extraperitoneal.
  - Buena tolerancia si se realiza con anestesia regional.

- **Desventajas**
  - Modifica el eje vaginal y produce una retroversión y desviación lateral (si se realiza de forma unilateral) de la porción horizontal

de la vagina, con posibilidad de desprendimiento paravaginal de la fascia pubocervical contralateral.

– Secundario al cambio de posición de la vagina se queda expuesto el compartimento anterior a las presiones abdominales, lo que aumenta el riesgo de cistocele e hipermovilidad uretral.[1]

- **Resultados**
  Comparándolo con la colpopexia sacra, que es la técnica *gold standard* para la corrección del prolapso de cúpula, la colpopexia sacroespinosa se asoció con mayor tasa de recurrencia y dispareunia. Sin embargo, la tasa de reintervenciones es la misma para las dos técnicas. La colpopexia abdominal presenta mayor tiempo quirúrgico y de recuperación de la paciente y mayor costo. Los datos sobre las tasas de éxito subjetivas, la satisfacción de las pacientes y la repercusión de la intervención quirúrgica en la calidad de vida son demasiado escasos para establecer conclusiones fiables.[9]

2.1.2   *Suspensión vaginal ileococcígea*[2,10]

Consiste en la fijación extraperitoneal de la cúpula vaginal al músculo ileococcígeo, mediante suturas a ambos lados de la vagina. Con ello se evita el acortamiento vaginal y disminuye el dolor postoperatorio.[11] Conlleva menor riesgo de cistocele en comparación con la fijación al LSE. Es una técnica poco utilizada, por lo que no existen muchos resultados publicados.

2.2   *Intervenciones basadas en el soporte de la cúpula*

2.2.1   *Aplicación de mallas por vía vaginal*

Tiene como objetivo restablecer el soporte de las vísceras pélvicas de manera integral.

- **Técnica**
  Se inicia con la colpotomía transversa, en el cérvix o, en su defecto, en la misma cúpula vaginal, y con la apertura del tabique vesicovaginal hasta 3 cm inferior al meato uretral. A continuación, se procede a la disección roma de las fosas paravesicales hasta el arco

tendíneo y la EC. En un segundo tiempo, se realiza la disección del tabique rectovaginal mediante una incisión perineal en la cara posterior de la vagina, abriendo las fosas pararrectales hasta alcanzar el LSE. Posteriormente, se coloca la malla a través de los agujeros obturadores. Se anclan los dos brazos anteriores de la malla al tercio distal y proximal del arco tendíneo y los dos brazos posteriores mediante un paso transglúteo se anclan al ligamento sacrociático. La malla debe quedar extendida y sin tensión. Si se preserva el útero, la malla se fijará con puntos sueltos al ligamento cardinal, para garantizar el soporte de la cúpula vaginal.

- **Ventajas**
  - La vía vaginal facilita el acceso a las estructuras anatómicas de forma extraperitoneal.
  - Posibilita la reparación integral y sin tensión de defectos existentes o potenciales.

- **Desventajas**
  - Exige una disección muy precisa de los espacios implicados.
  - Existe un riesgo inherente al material protésico ya descrito previamente.

3   Intervenciones para la prevención del prolapso de cúpula

3.1   *Técnica de McCall*[2,10]

Esta técnica, también llamada suspensión uterosacra, consiste en la plicatura de los ligamentos uterosacros por vía vaginal. Originariamente descrita en 1957 por el propio McCall, no fue diseñada para la prevención del prolapso de cúpula, sino para la corrección del enterocele. Actualmente, diferentes autores la practican basándose en el estudio randomizado de Cruikshank,[12] que describe una efectividad de la técnica de McCall alta, comparándolo con técnicas como el cierre peritoneal o el Moschowich vaginal.[14]

- **Técnica**
  Se realizan tres suturas concéntricas en la cara peritoneal posterior del saco de Douglas redundante tras la reposición del enterocele, in-

corporando en la sutura los ligamentos uterosacros tras la realización de una histerectomía vaginal.

En primer lugar, se realizan las suturas más profundas para unir los ligamentos uterosacros a nivel de línea media. Esto explica el riesgo de atrapamiento ureteral y el estrechamiento del tercio superior de la vagina. Por último, se aplican las suturas más externas para unir los ligamentos uterosacros a la cúpula vaginal.

- **Relaciones anatómicas importantes**
  La distancia media del uréter al ligamento uterosacro, a nivel cervical, es de 1,4 cm. El segmento intermedio del ligamento uterosacro es el punto óptimo entre la seguridad y la fuerza, y el marcador de este punto medio es la espina ciática. La arteria rectal media y la arteria glútea inferior también tiene en relaciones anatómicas estrechas con el ligamento uterosacro.[2]

- **Ventajas**
  No presenta dificultad técnica y el riesgo de sangrado es mínimo si la disección se realiza por los planos oportunos.

- **Desventajas**
  - Se han declarado hasta un 11 % de incidencia de lesión ureteral,[10] que precisa una reparación inmediata en el postoperatorio. Para evitar esta situación, la sutura debe aplicarse de lateral a medial del ligamento.
  - Dolor glúteo y neuropatía periférica por lesión del paquete nervioso que acompaña al ligamento uterosacro.
  - Si el prolapso apical se asocia a un gran enterocele, puede ser difícil aislar a los ligamentos uterosacro por la elongación de los mismos que los harían inservibles para el soporte.
  - Es una técnica intraperitoneal.

BIBLIOGRAFÍA

1. Davila, G.W.; *et al.* (2006): *Pelvis Floor disfunction.* 1st ed. Springer.
2. Ostergard, D.; *et al.* (2004): *Uroginecología y disfunción del piso pélvico.* 5th ed. McGraw Hill.
3. Maxwell, D.; *et al.* (2004): *Surgical Techniques in Obstetrics and Gynecology.* 1st ed. Churchill-Livingstong.
4. Gutmann, R. (2005): «Anatomic relationship between the vaginal apex and

the bony architecture of the pelvis: A magnetic resonance imaging evaluation». *Am. J. Obstet. and Gynecol.*; 192: 1544-48.

5. Wieslander, C. (2007): «Uterosacral ligament suspension sutures: Anatomic relationships in unembalmed female cadavers». *Am. J. Obstet. Gynecol.*; 197: 672-72.

6. De Lancey, J. (1992): «Anatomic aspects of vaginal eversion after Hysterectomy». *Am. J. Obstet. Gynecol.*; 166 (6 pt 1): 1717-24.

7. Roshanravan, S. (2007): «Neurovascular anatomy of the sacrospinous ligament region in female cadavers: Implications in sacrospinous ligament fixation». *Am. J. Obstet. Gynecol.*; 197: 660.e1-660.e6.

8. Whiteside, J.L.; Weber, A.M.; Meyn, L.A.; Walters, M.D. (2004): «Risk factors for prolapse recurrence after vaginal repair». *Am. J. Obstet. Gynecol.*; 191: 1533-38.

9. Maher, C.F.; Qatawneh, A.M.; Dwler, P.L.; Carey, M.P.; Cornish, A.; Schluter, P.J. (2004): «Abdominal sacral colpopexy or vaginal sacrospinous colpopexy for vaginal vault prolapse: A prospective randomized study». *Am. J. Obstet. Gynecol.*; 190: 20-26.

10. Moreno, J.; *et al.* (2006): *Atlas de incontinencia urinaria y suelo pélvico*. 1st ed.:GSK.

11. Medina, C. (2008): «Comparison of vaginal length after iliococcygeus fixation and sacrospinous ligament fixation». *Int. J. Gynaecol. Obstet.*; 100: 267-70.

12. Cruikshank, S.H.; Kovac, S.R. (1999): «Randomized comparison of three surgical methods used at the time of vaginal hysterectomy to prevent posterior enterocele». *Am. J. Obstet. Gynecol.*; 180: 859-65.

Capítulo 9

Anatomía quirúrgica de los defectos del compartimento posterior

O. Porta, M. Simó, P. Hernández, E. Targarona

Introducción

En este capítulo, se abordará la anatomía del compartimento posterior desde dos perspectivas, ambas complementarias: por un lado, desde la visión del cirujano general; por otro, desde la visión del ginecólogo. Además, se tratarán los dos aspectos más habituales para el ginecólogo: la anatomía del ligamento sacroespinoso y la anatomía de la sacropexia infracoccígea.

1 Anatomía quirúrgica. Perspectiva del cirujano

El compartimiento posterior, tal como su nombre indica, corresponde a la zona posterior de la pelvis ósea (véase la figura 1). En esta zona, las estructuras anatómicas más importantes son el recto y la cara posterior de la vagina. Esta definición es más anatómica que funcional, ya que la patología del suelo pélvico se considera un problema horizontal que interrelaciona los tres compartimentos pélvicos, en lugar de una descripción vertical de tres compartimentos estancos.[1]

En la actualidad, la descripción anatómica y funcional del suelo pélvico puede ser visualizada en imágenes de gran calidad mediante técnicas de imagen como la defecografía o la resonancia magnética dinámica. Estas técnicas de imagen permiten observar todos los elementos que forman el suelo pélvico en funcionamiento. Es posible visualizar los diferentes puntos de sujeción de las distintas estructuras anatómicas, así como las zonas débiles que ceden como consecuencia de la presión intraabdominal, lo que favorece el desarrollo de los diversos abombamientos,

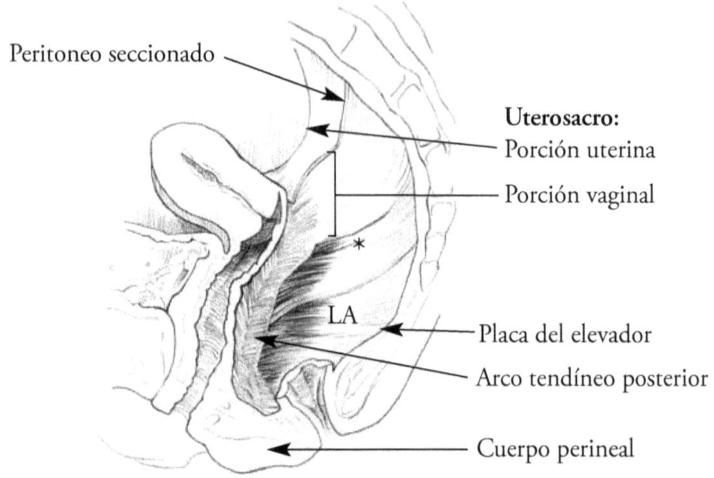

* = Espina ciática; LA = elevador del ano.

Figura 1. Esquema anatómico del compartimento posterior. Se ha resecado el recto.

también denominados de forma genérica «celes», la malfunción del suelo pélvico en forma de incontinencia o defecación obstructiva, que son las entidades clínicas típicamente relacionadas con la disfunción del compartimento posterior.

Por todo ello, podemos definir una anatomía clásica, una anatomía funcional, en cuya definición son de gran utilidad las citadas pruebas de imagen y con ambas definir una anatomía quirúrgica, que en la práctica será la utilizada por los cirujanos.

La diferente valoración conceptual de la anatomía de la pelvis está directamente en relación con las controversias que se plantean en el tratamiento de la patología del suelo pélvico: ¿es necesario restablecer la anatomía normal de la pelvis o el objetivo final es restablecer la función, lo cual no siempre son conceptos idénticos?

A todo ello debemos añadir el papel que en la actualidad pueden desempeñar las recientes aportaciones técnicas sen forma de distintos tipos de mallas, tanto por el tipo de material que las conforman (biológicas o no) como en su conformación estructural.[2]

Por último, también cabe mencionar la aportación que ha significado el abordaje laparoscópico a la cirugía del suelo pélvico, tras la experiencia obtenida en la cirugía del cáncer de recto.[3-5,7]

2 Descripción anatómica

La estructura básica del comportamiento posterior de la pelvis es el músculo elevador del ano. Este músculo cierra el estrecho inferior de la pelvis a excepción de los hiatos por donde se exteriorizan el recto y vagina en el compartimento posteriormedio y la uretra en el anterior. Este músculo en realidad esta dividido en cuatro fascículos: pubococcígeo, ileococcígeo, isquiococcígeo y, por último, el más importante desde el punto de vista funcional, que es el puborrectal.[10] Todos ellos, pero de forma especial el puborrectal (que se extiende del pubis hasta el recto, rodeándolo y fusionándose con el esfínter externo), relacionados con el acto de la defecación, siendo la no relajación del mismo el denominado anismo, causa de defecación obstructiva que podemos valorar con manometría y pruebas de imagen como la defecografía. Este músculo también es clave para entender la etiopatogenia del rectocele, ya que su falta de relajación durante la defecación implica un aumento de presión en el tabique rectovaginal, con lo que el recto protruye abombando hacia la vagina. Y, por último, comentar la importancia en el tratamiento de la incontinencia fecal, ya que es la estructura que hay que identificar identificar y aplicar cuando se pretende efectuar una esfinteroplastia por vía perineal.

La referencia quirúrgica más importante en el abordaje perineal del compartimento posterior es el *esfínter externo*, de musculatura estriada, que se acaba fusionando con el *elevador del ano*. El *esfínter interno*, constituido por músculo liso, se sitúa un centímetro por encima del externo, y es la primera estructura que se visualiza al iniciar la disección perineal, siendo su origen el engrosamiento de la muscular propia del tubo digestivo a este nivel. Ambas estructuras pueden valorarse mediante tacto rectal o ecografía endoanal. También la resonancia magnética va adquiriendo un papel relevante en la delimitación y el estudio de los mismos.

El desarrollo y mejor conocimiento de la anatomía quirúrgica del recto, esencial para el tratamiento del cáncer de recto mediante las técnicas de escisión total del mesorrecto[7] ha sido de gran importancia para conocer mejor las referencias quirúrgicas en el abordaje de la pelvis y, sobre todo, gracias a los estudios efectuados en cadáveres,[5,7,8] permiten conocer la anatomía de las diferentes estructuras nerviosas:

- **Plexo y troncos nerviosos autonómicos pélvicos**[7]

  - *Plexo hipogástrico superior.* Situado entre la fascia parietal presacra y la visceral, y fácilmente identificable en el inicio de la disección de la cara posterior del mesorrecto, inmediatamente por debajo del promontorio.

- *Nervios hipogástricos simpáticos.* Corresponden a las terminaciones del plexo hipogástrico, que mantienen un trayecto posterolateral adheridos a fascia visceral del mesorrecto, que confluyen en el plexo hipogástrico inferior.
- *Nervios erectores o nervios esplácnicos pélvicos parasimpáticos.* Originados en S2, S3 y S4: los relacionados con la continencia fecal, la urinaria, el vaciamiento de la vejiga urinaria y la potencia sexual.
- *Plexos hipogástricos inferiores.* Situados en posición lateral, a donde llegan los nervios erectores y fibras de los ganglios simpáticos.
- *Confluencias neurovasculares.*

Es imprescindible para el cirujano conocer bien su localización, sobre todo para evitar su lesión en el abordaje transabdominal del suelo de la pelvis, por ejemplo en la disección de las caras posterior y posterolateral del recto, en el prolapso rectal, para posteriormente efectuar la pexia al sacro y también en la medida que se pueda en la cirugía del cáncer de recto.

- **Planos fasciales alrededor del mesorrecto (fascia visceral y parietal)[7]**

- *Fascia retrosacra.* En la cuarta vértebra sacra se origina una fascia parietal que se dirige caudalmente para unirse a la fascia visceral del mesorrecto, a unos 3-4 cm por encima de la unión anorrectal.
- *Fascia de Waldeyer.* Situada por encima del ligamento anococcígeo, corresponde a la unión posterior, en el extremo más inferior o terminal de la fascia pélvica parietal y visceral.
- *Fascia de Denonvilliers.* Se sitúa en la cara anterior del tercio inferior del recto en el varón, originándose en la reflexión peritoneal en contacto directo con la cara posterior de la próstata.
- *Aletas laterales del recto.* Los ligamentos laterales del recto son un concepto anatómico en discusión, actualmente puestos en duda y corresponderían a un ligamento originado en el mesorrecto lateral en dirección a la cara lateral de la pelvis.

El conocimiento de las diferentes fascias y de los planos interfasciales son importantes para entender las zonas de fijación del recto, especialmente durante la cirugía reconstructiva del prolapso rectal.

Otros elementos anatómicos que el cirujano debe conocer corresponden a:

- *El peritoneo,* importante en los casos de prolapso rectal completo o enterocele, requiriendo su plicatura o extirpación en algunos casos, el cual clásicamente se ve aumentado produciendo unos fondos de saco de Douglas prominentes que explican la facilidad con que se prolapsa el recto o aparecen enteroceles.

- *El mesorrecto,* estructura grasa bien definida con bordes lisos que rodea por la cara posterior y los laterales el recto por donde cruza la vascularización y aparecen los ganglios dependientes del recto. Esencial en la cirugía del cáncer de recto actual, lo es también porque permite efectuar la disección anatómica a través del denominado por Heald *holy plane* en la cirugía del prolapso rectal, y la posterior fijación del recto a una malla y al promontorio (primeras vértebras sacras), según la técnica utilizada, bien sea mediante una rectopexia posterior tipo Wells o anterior tipo Richter.[9,11]

Una estructura localizada en el compartimento posterior que el cirujano debe conocer bien es la relación con la vagina a través del *tabique rectovaginal,* donde se forman los rectoceles. El tabique recto vaginal está formado en su porción más distal por musculatura estriada (procedente del esfínter externo rectal), lo que hace que durante su disección tenga una textura más resistente y sangrante durante la cirugía y una zona más proximal, más laxa y fácilmente separable del recto, donde se implantan las mallas para el tratamiento del rectocele.[9]

3 Anatomía funcional y quirúrgica. Perspectiva del ginecólogo

El compartimento posterior tiene unos límites bien definidos. Esquemáticamente, estos límites se pueden entender como una caja con cuatro costados, en la cual la parte superior está abierta hacia el recto y el

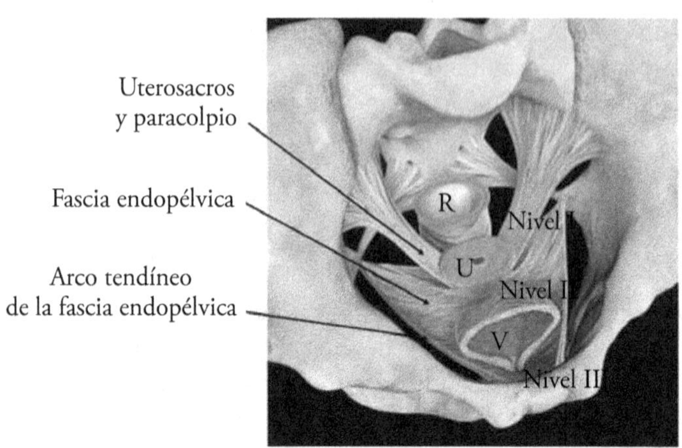

V = vejiga; U = útero; R = recto; Nivel I = apical; Nivel II = lateral; Nivel III = proximal.

Figura 2. Niveles de fijación o suspensión de la vagina de De Lancey.

fondo de saco de Douglas y la parte inferior se cierra por el cuerpo perineal (véase la figura 1).

El extremo craneal de la vagina está suspendido por los ligamentos uterosacros y paracolpio, que se extienden por debajo del peritoneo. Por su parte, el extremo distal de la vagina se fusiona con el cuerpo perineal, mientras que las paredes laterales de la vagina forman una línea visible denominada arco tendinoso posterior de la fascia pélvica.[12]

De modo que el compartimento posterior está limitado por abajo por el cuerpo perineal, ventralmente por la pared vaginal posterior y, dorsalmente, por los músculos elevadores del ano y el cóccix. En su porción superior, el compartimento está rodeado lateralmente por los ligamentos uterosacros, mientras que en su porción media existe un contacto más directo con la porción lateral de los elevadores. En su porción inferior, este contacto se oblitera, ya que la vagina y los elevadores se fusionan entre sí y con el cuerpo perineal. Estas porciones se corresponden con los niveles de fijación o sujeción de la vagina de De Lancey[13] (véase la figura 2; véase también la figura 2 del capítulo 5).

En el nivel III, la membrana perineal (transverso profundo del periné) se une medialmente en el cuerpo perineal. Periféricamente, se une lateralmente a la rama isquiopúbica. En la exploración física, esto se puede apreciar en la forma de «U» de la pared vaginal posterior, mientras que en el nivel II el contorno es en forma de «W» (véase la figura 3).

Estos hallazgos, que se han podido comprobar mediante resonancia nuclear magnética en mujeres sanas,[14] pueden reconocerse como hemos visto en la práctica clínica. Por ejemplo, la fusión entre la vagina y los elevadores con el cuerpo perineal (nivel III de De Lancey, parte inferior de «la caja») hace que, cuando efectuamos una plastia posterior, el inicio de la disección a partir de la horquilla sea más difícil, ya que, a causa de la fusión antes descrita, no existen planos anatómicos. En cambio, cuando superamos esta zona (llegamos al nivel II de De Lancey), la fusión desaparece y podemos acceder con facilidad a los planos anatómicos antes descritos (lo que tradicionalmente se ha denominado tabique rectovaginal). Cabe añadir que, desde un punto de vista estrictamente anatómico, a este nivel los elevadores se sitúan lateral y dorsalmente, con lo que la miorrafia de los elevadores por encima del cuerpo perineal no es anatómica y puede producir dispareunia.[15,16] Del mismo modo que los hallazgos anatómicos se reconocen en el quirófano, lo mismo ocurre al realizar el diagnóstico: no todos los colpoceles posteriores tienen el mismo defecto anatómico subyacente, y esta diferencia se puede detectar en la exploración física. Y, a diferente diagnóstico, es posible que corresponda también distinto tratamiento, lo que debe tenerse en cuenta.

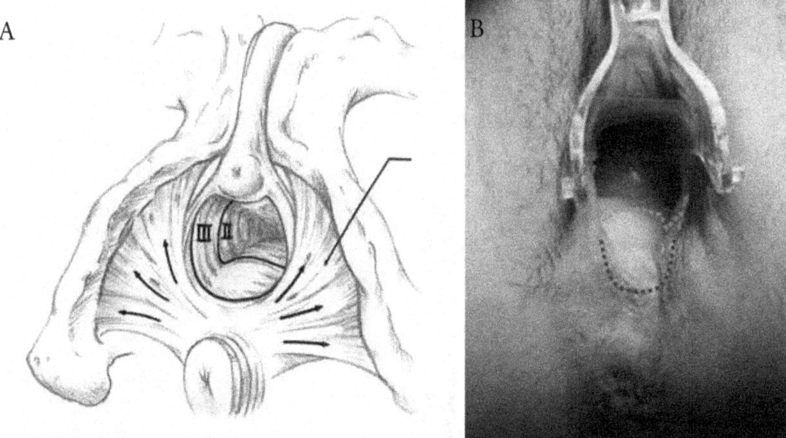

Figura 3. A. Unión de la membrana perineal al cuerpo perineal en el nivel III de De Lancey (forma de U). En el nivel II, unión lateral de la vagina al arco del elevador (forma de W); B. Defecto posterior combinado. Línea discontinua azul: lesión en el nivel III; línea discontinua verde: colpocele leve posterior en el nivel II.

3.1 Anatomía funcional

La biomecánica del soporte del compartimento posterior se observa esquemáticamente en el siguiente diagrama (véase la figura 4):

- **Mecanismo de cierre del suelo pélvico**
  El músculo puborrectal (flecha grande) comprime la pared vaginal posterior contra la anterior. Los incrementos de presión intraabdominal producen una presión equilibrada en las paredes vaginales anterior y posterior (flechas), de modo que no se produce ningún incremento neto de fuerza sobre los mecanismos de soporte. Sin embargo, caudalmente, al no existir este equilibrio, se produce una fuerza resultante (flecha discontinua) que debe ser resistida por las fibras de la membrana y el cuerpo perineal (área sombreada). Por este motivo, es relevante realizar una colpoperineoplastia ante defectos a este nivel (véase la figura 3 y capítulo 5).

- **Ausencia de cierre mediado por los elevadores**
  Los incrementos de presión en el recto no tienen oposición y se produce un aumento neto de presión en la pared vaginal posterior (flecha).

- **Soportes en el nivel II**
  Se oponen a las fuerzas mostradas en B (flecha discontinua) gracias a su tensión dorsal y superior (flechas unidas a la pared vaginal posterior y fáscia endopélvica).

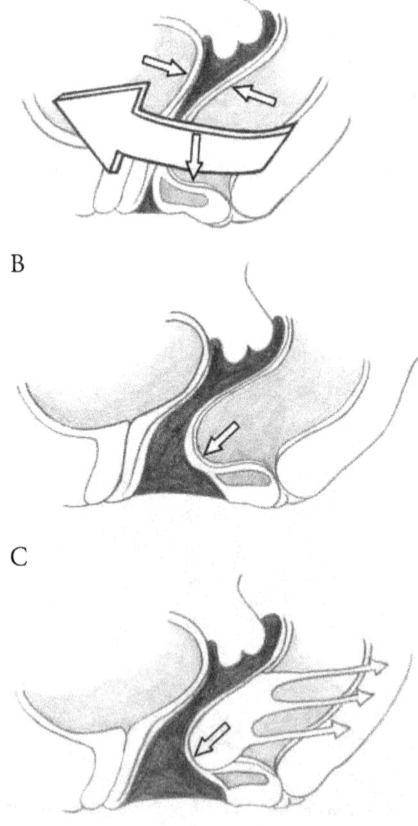

Figura 4.

4 Anatomía del ligamento sacroespinoso

Diversas intervenciones quirúrgicas utilizan el ligamento sacroespinoso (LSE) como elemento de fijación de estructuras anatómicas o tejidos sintéticos para corregir disfunciones del suelo pélvico. La fijación de la cúpula vaginal al LSE fue descrita inicialmente por Richter en 1968 y en la actualidad, sigue siendo una técnica válida para el tratamiento del prolapso de cúpula vaginal. Recientemente, se han descrito diversas técnicas de inserción de mallas sintéticas que también se fijan o atraviesan el LSE.

Las complicaciones derivadas de las intervenciones sobre el LSE son básicamente la hemorragia y el dolor por lesión o atrapamiento vascular o nervioso durante la cirugía de las estructuras que discurren en las proximidades del LSE. Por ello, el cirujano que se enfrenta a estas técnicas debe conocer de manera exhaustiva la anatomía y las relaciones del LSE.

4.1 Estructura

El LSE es una estructura de tejido fibroconectivo denso que contribuye a dar estabilidad a la pelvis ósea. Se fija a la espina isquiática lateral y a la porción inferior del sacro y cóccix, medialmente.[17] Tiene de promedio unos 4,4 cm de longitud y 0,3 cm de espesor.[18]

El LSE, junto con el ligamento sacrotuberoso, dividen los forámenes ciáticos del isquion en dos: el foramen sacrociático mayor y el menor.

En la porción superior de la superficie pélvica del LSE se sitúa el músculo coccígeo que, junto con el elevador del ano, constituyen el diafragma pélvico. El músculo coccígeo tiene los mismos anclajes óseos y la misma distribución anatómica que el LSE, y por eso algunos autores lo consideran una unidad a la que denominan «complejo coccígeo-ligamento sacroespinoso» (complejo CLSE).

Clásicamente, se ha extendido la idea de que los vasos y el nervio pudendos son los más frecuentemente implicados en las complicaciones durante las cirugías sobre el LSE. Sin embargo, múltiples estudios anatómicos hacen especial hincapié en que hay otras estructuras muy cercanas que también pueden ser origen de complicaciones graves que hay que conocer y a las que hay que prestar mucha atención.

Hay diversas estructuras vasculonerviosas que pasan cerca de la espina isquiática y el LSE, no sólo en su porción lateral sino también en todo su espesor y en su porción medial. Hay que conocer la anatomía para minimizar el riesgo de lesión accidental durante la cirugía sobre este espacio. Las estructuras que hay que conocer y a las que hay que prestar atención son vasculares (la arteria pudenda interna y glútea inferior) y nerviosas (las ramas nerviosas del plexo sacro: nervio pudendo, rectal inferior, elevador del ano y ciático).

4.2 Estructuras vasculares

4.2.1 Arteria pudenda interna

Procede de la arteria hipogástrica y pasa inmediatamente medial e inferior a la espina isquiática, a unos 0,5 cm de la espina por detrás del LSE. Discurre por la cara anterior del ligamento sacrotuberoso por detrás de su inserción en la tuberosidad isquiática. Sigue su recorrido hacia abajo adyacente al recto y da origen a las arterias rectal media e inferior (véase la figura 5).

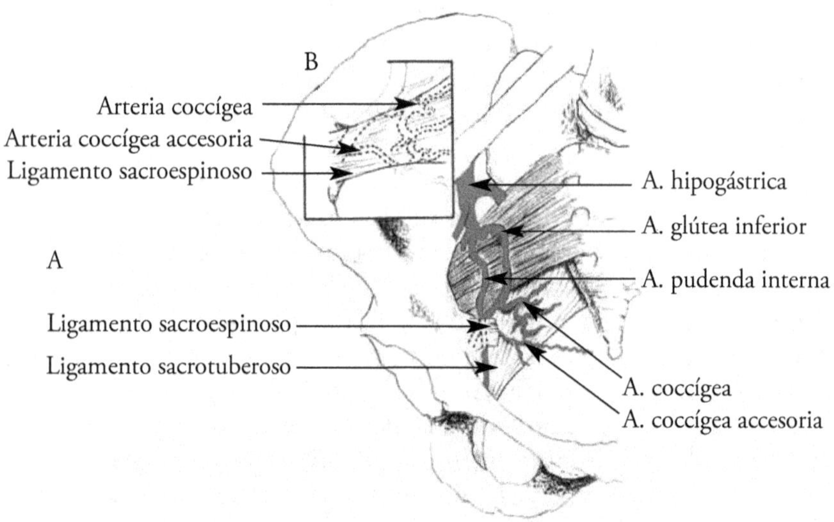

a = arteria; inf = inferior; int = interna; lig = ligamento;
n = nervio; sacroesp = sacroespinoso; sacrotub = sacrotuberoso.

Figura 5. Estructuras vasculares relacionadas con el ligamento sacroespinoso (LSE).
A. Hemipelvis derecha en visión anterior con el LSE seccionado. B. Distancia del origen
de la arteria coccígea de la espina isquiática.

4.2.2 Arteria glútea inferior

Se origina de la rama anterior o posterior de la arteria ilíaca interna y pasa detrás del nervio ciático, habitualmente entre S2 y S3 y el LSE. En la porción media de su recorrido por detrás del LSE da la arteria coccígea que pasa por detrás de la porción media del LSE y lo perfora en diversos puntos (véase la figura 5). La rama coccígea es de un calibre similar o algo menor al de la pudenda interna y la distancia al borde superior del LSE a la espina isquiática es de 0,7 a 1,7 mm (promedio 1,2 mm).[19]

4.3 Estructuras nerviosas

4.3.1 Nervio pudendo

El nervio pudendo interno se origina de las raíces anteriores de los nervios sacros S2, S3 y S4, se divide en dos raíces, la superior formada por S2 y la inferior formada por la unión de S3 y S4, las dos ramas pasan entre los músculos piriforme y coccígeo y se fusionan pasando por detrás del Complejo CLSE. A este nivel el nervio pudendo pasa a una distancia de 0,6 cm medial a la espina isquiática por detrás del LSE.

El nervio pudendo se sitúa medial a la arteria y vena pudendas y sale de la pelvis por el orificio sacrociático mayor pasando por el canal pudendo o canal de Alcock que se forma como un desdoblamiento de la fascia del músculo obturador interno. Al final da sus tres ramas terminales: el nervio rectal inferior, perineal y dorsal del clítoris.

El nervio pudendo interno es una rama del plexo sacro que conduce inervación sensitiva y motora de la uretra, el esfínter anal externo, el músculo elevador del ano, la piel perineal y el clítoris.[18]

4.3.2 Nervio rectal inferior

Algunos trabajos han descrito en un porcentaje no despreciable de casos (hasta 40 %) una variante anatómica en la que el nervio rectal inferior no se origina del pudendo en el canal pudendo sino directamente del plexo sacro (ramas S3 y/o S4). En este caso, el nervio rectal inferior discurre paralelo a la raíz inferior del origen del nervio pudendo y va paralelo al complejo CLSE y cerca de la porción media del mismo, perfora el LSE a una distancia media de 1,9 cm (0,6-2,6 cm) medial a la espina isquiática. La variante entonces sale del ligamento y entra en la región perineal, atraviesa el suelo de la pelvis y llega a la fosa isquiorrectal para dar inervación al esfínter anal.

4.3.3   *Nervio elevador del ano*

Según algunos estudios anatómicos sobre cadáveres, el nervio elevador del ano se origina directamente de las raíces sacras S3 y S4 en un porcentaje importante de casos (67 %). Desde los orificios sacros discurre sobre la superficie y porción superior el complejo CLSE a una distancia media de 2,5 cm (1,3-3,8 cm) medialmente a la espina isquiática y da inervación al músculo elevador del ano.[18]

4.4   *Complicaciones quirúrgicas*

- **Nerviosas**
  Los tres nervios descritos son susceptibles de ser lesionados durante una cirugía de fijación sobre el LSE. El nervio pudendo se sitúa por detrás del LSE, la variante rectal inferior lo atraviesa en su porción media y el elevador del ano lo cruza por encima.

  La lesión del nervio pudendo por su disposición anatómica por detrás y muy cercano a la espina isquiática es la estructura nerviosa menos accesible para ser atrapado, a pesar de que clásicamente era el que se consideraba más accesible.

  Los síntomas derivados de la lesión nerviosa pueden ser: disfunción, espasmo o hipotonía de los músculos del suelo pélvico inervados: esfínter uretral, coccígeo, elevador del ano, superficiales del periné o esfínter anal. El dolor del territorio sensitivo afectado es otro síntoma con gran impacto en la calidad de vida de las pacientes.

- **Vasculares**
  La lesión vascular suele producir un sangrado intraoperatorio en la zona lesionada.

4.5 Zona de seguridad quirúrgica vasculonerviosa del LSE

En las intervenciones quirúrgicas sobre el LSE la «zona más segura» es 2,5 cm medial y alejada de la espina. La transfixión de esta zona implica menos riesgo nervioso y vascular excepto por la presencia de ramas de la arteria coccígea que salen de la pelvis en el espesor del ligamento sacrotuberoso. Estas arterias pueden ser lesionadas si la sutura se realiza en profundidad atravesando todo el espesor del LSE, ya que se encuentran por detrás del mismo.

La transfixión en el espesor del LSE a una distancia equivalente al grosor de dos dedos medialmente de la espina isquiática, describiendo con la aguja un recorrido en sentido vertical de arriba abajo y sin atravesar todo el espesor del ligamento (evitar las zonas superior y posterior al LSE), es la manera más segura de abordar la zona y evitar complicaciones derivadas de incluir en la sutura estructuras vasculares o nerviosas.

5 Anatomía quirúrgica de la sacropéxia infracoccígea o IVS posterior

En al año 2001, Petros describió la sacropexia infracoccígea o IVS posterior como un procedimiento mínimamente invasivo para el tratamiento quirúrgico del prolapso vaginal posteroapical o prolapso de cúpula.[20] En esta técnica se utiliza un tunelizador que realiza un trayecto desde su entrada inferior y lateral al recto hasta su llegada a la vagina lateral e inferior a la espina ciática. De modo análogo o con alguna modificación (por ejemplo, atravesar el ligamento sacrociático menor o sacroespinoso en la parte craneal del recorrido), las técnicas de malla para el compartimento posterior y apical utilizan el mismo abordaje. A menudo, el recorrido que realiza la aguja dentro de la anatomía resulta de difícil comprensión, con lo que pueden infravalorarse (o sobrevalorarse) algunos riesgos, al tiempo que pueden surgir dudas respecto al manejo de las potenciales complicaciones. Veamos a continuación la anatomía quirúrgica de esta técnica.

La técnica, tal como la describió Petros, sigue estos pasos:

- **Paso 1**
  Incisión en la pared vaginal posterior y disección roma de ambos espacios pararectales hasta el plano de los elevadores. Esta parte se realiza de manera similar a cuando se prepara para una colpoespinofijación de Richter.

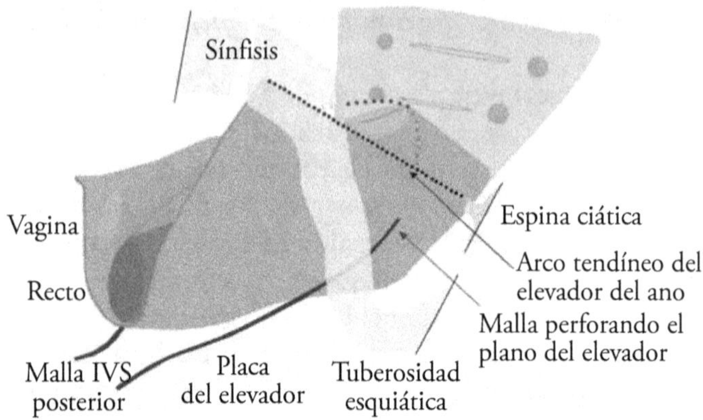

Figura 6. Esquema con el trayecto de la malla en la sacropexia infracoccígea (en azul). Recorrido a través de la fosa isquiorrectal, por fuera del plano del músculo elevador (naranja), hasta perforarlo en la espina ciática, donde se establece contacto con el dedo guía situado en el espacio pararrectal (el recto en marrón) tras disección por abordaje vaginal (vagina en rosa).

- **Paso 2**

Introducción de la aguja a través de una pequeña incisión en la piel 2-3 cm lateral e inferior a ambos lados del ano. La aguja perfora la piel, el tejido adiposo subcutáneo y penetra en la fosa isquiorrectal. Hay que recordar que el límite lateral de la fosa isquiorrectal está constituido por el músculo obturador interno, mientras que medialmente limita con el plano del elevador. En la parte inferior del músculo obturador interno, un engrosamiento de su aponeurosis constituye el canal de Alcock, a través del cual discurre el paquete vasculonervioso pudendo (es decir, el pudendo transcurre por la parte inferior y lateral de la fosa isquiorrectal).

En este paso debe considerarse que en la entrada de la aguja, el borde caudal del músculo glúteo mayor queda a 1,5 cm dorsal al punto de inserción, con lo que habitualmente no es penetrado por la aguja.[21]

La rama rectal inferior (hemorroidal) de la arteria pudenda pasa a menos de 1 cm del trocar, mientras que la arteria pudenda, a su salida del canal de Alcock, queda a 2,8 cm.[22]

- **Paso 3**

La aguja es empujada, paralela al recto, en dirección a la espina ciática, guiada por un dedo colocado en la vagina.

En este paso debe tenerse en cuenta que el trocar pasa próximo al recto (menos de 1 cm en estudios con cadáver).[21,22] Aunque en el quirófano al realizar una disección roma del espacio pararrectal se puede apartar el recto a mayor distancia, debe recordarse esta proximidad e introducir la aguja paralela al recto. Se han descrito lesiones rectales por perforación con la aguja o erosión de la malla.[23]

- **Paso 4**

Al llegar a la parte más craneal de la fosa isquiorrectal, la aguja se inclina medialmente y se perfora el elevador del ano. El elevador es perforado en el músculo ileococcígeo a la altura de una pequeña depresión entre el ligamento sacroespinoso (recubierto por el músculo coccígeo) y el propio ileococcígeo, aproximadamente 1,5 cm medial a la espina ciática.

La inclinación de la aguja debe realizarse al llegar a este punto, no antes, para disminuir el riesgo de lesión rectal y de los vasos hemorroidales.

Como se explicó en el apartado de la técnica de Richter, el paquete pudendo se sitúa aproximadamente 1 cm posterior y medial a la espina ciática y ligamento sacroespinoso.[24]

- **Paso 5**

Una vez que se ha perforado el plano del elevador, la punta de la aguja se dirige medialmente hasta perforar la fascia rectovaginal al nivel del ápex. Se establece contacto con el dedo guía en la vagina para insertar la malla.

Hay tres hechos que deben tenerse en cuenta desde un punto de vista anatómico:

- La proximidad de la aguja al paquete neurovascular rectal inferior en la fosa isquiorrectal.
- El escaso margen de error en la desviación medial del trocar a causa de la proximidad del recto.
- La salida del trocar en la vagina (tal como la describió originalmente Petros, sin atravesar el ligamento sacroespinoso) se produce a unos 5 cm del himen, con lo que más que una suspensión apical, se consigue una suspensión en el nivel II de De Lancey.

BIBLIOGRAFÍA

1. Martí-Ragué, Joan. (2005): «Trastornos del suelo pélvico». *Cir. Esp.*; 77(5): 254-57

2. Ming-Ping, Wu. (2008): «The use of prostheses in pelvic reconstructive surgery: joy or toy». *Taiwan J. Obstet. Gynecol.* . Vol 47. No 2.

3. Ng, K. H.; Lim, Y. K.; Ho, K. S.; Ooi, B. S.; Eu, K. W. (2009): «Robotic-assisted surgery for low rectal dissection : from views to better outcome». *Singapore Med. J.*; 50(8): 763.

4. Frick, A.C.; Paraíso, M.F. (2009): «Laparoscopic management of incontinence and pelvic organ prolapse». *Clin. Obstet. Gynecol.*; 52 (3): 390-400.

5. Hasegawa, S.; Nagayama, S.; Nomura, A.; Kawamura, J.; Sakai, Y. (2008): «Multimedia article. Autonomic nerve-preerving total mesorectal excision in the laparoscopic era». *Dis Colon Rectum.*; 51 (8): 1279-82. Epub 2008 May 16.

6. Wexner, Steven D.; Zbar, Andrew P.; Pescatori, Mario: *Complex anorectal Disorders.*

7. García-Armengol, J.; Martínez, F.; Lledó, S.: *Anatomía quirúrgica del cáncer de recto.*

8. Fritsch, G.; Lienemann, A.; Ludwikowski, B. (2004): «Clinical anatomy of the pelvic floor». *Adv. Anat. Embryil. Cell. Biol.*; 175: III-IX, 1-64.

9. Wolff, Bruce G.; Fleshman, James W.; Beck, David E.; Pemberton, John H.; Wexner, Steven D.: *The ASCRS Textbook of colon and Rectal Surgery.*

10. Berman, Loren; Aversa, John; Abir, Farshad; Longo, Walter E . (2005): «Management of Disorders of the Posterior Pelvic Floor». *Yale journal of biology and medicine.* 78;pp.209218.

11. Hernández, P.; Targarona, E.M.; Balagué, C.; *et al.* (2008): «Laparoscopic treatment of rectal prolapse». *Cir. Esp.*; 84: 318-22.

12. Leffler, K.S., Thompson, J.R.; Cundiff, G.W.; Buller, J.L.; Burrows, L.J.; Schon Ybarra, M.A. (2001): «Attachment of the rectovaginal septum to the pelvis sidewall». *Am. J. Obstet. Gynecol.* 185: 41-43.

13. De Lancey, J.O. (1992): «Anatomic aspects of vaginal eversion after hysterectomy». *Am. J. Obstet. Gynecol.*; 166: 1717-28.

14. Hsu, Y.; Lewicky-Gaupp, C.; De Lancey, J.O.L. (2008): «Posterior compartment anatomy as seen in magnetic resonance imaging and 3-dimensional reconstruction from asymptomatic nulliparas». *Am. J. Obstet. Gynecol.*; 198: 651.e1-651.e7.

15. Jeffcoate, TN. (1959): «Posterior colpoperineorrhaphy». *Am. J. Obstet. Gynecol.* ;77(3):490-502.

16. Kahn, M.A.; Stanton, S.L. (1997): «Posterior colporraphy: its effects on bowel and sexual function». *Br. J. Obstet. Gynaecol.*; 104(1): 82-86.

17. Roshanravan, S.M.; Wieslander, C.K.; Schaffer, J.I.; Corton, M.M. (2007): «Neurovascular anatomy of the sacrospinous ligament region in female cadavers: Implications in sacrospinous ligament fixation». *Am. J. Obstet. Gynecol.*; 197 (6): 660 e 1-6.

18. Lanzarou, G.; Grigorescu, B.A.; Olson, T.R.; Downie, S.A.; Powers, K. Mikhail, M.S. (2008): «Anatomic variations of the pelvis floor nerves adjacent to the sacrospinous ligament: a female cadaver study». *Int. Urogynecol. J.*; (19): 649-54.

19. Thompson, J.R.; Giba, J.S.; Genadry, R.; Burrows, L.; Lambrou, N.; Buller, J.L. (1999): «Anatomy of Pelvic Arteries Adjacent to the Sacrospinous

Ligament: Importance of the Coccygeal Branch of the Inferior Gluteal Artery». *Obstet. Gynecol.*; (6): 973-77.

20. Petros, P. (2001): «Vault prolapse II: restoration of dynamic vaginal supports by infracoccygeal sacropexy, an axial day-case vaginal procedure». *Int. Urogynecol. J.*; 12: 296-303.

21. Smajda, S.; Vanormelingen, L.; Vandewalle, G.; Ombelet, W.; De Jorge, E.; Hinoul, P. (2005): «Translevator posterior intravaginal slingplasty: anatomical landmarks and safety margins». *Int. Urogynecol. J.*; 16: 364-68.

22. Jelovsek, J.E.; Sokol, A.I.; Barber, M.; Paraíso, M.F.; Walters, M. (2005): «Anatomic relationships of infracoccygeal sacropexy (posterior intravaginal slingplasty) trocar insertion». *Am. J. Obstet. Gynecol.*; 193: 2099-104.

23. Farnsworth, B.N. (2002): «Posterior intravaginal slingplasty (infracoccygeal sacropexy) for severe posthysterectomy vagina vault prolapse-a preliminary report on efficacy and safety». *Int. Urogynecol.* J.; 13: 4-8.

24. Porta. O.; Reina, F.; Girvent, M.; Villasboas, D.; Ojeda, F. (2008): «Distancias anatómicas de la pelvis en relación con las técnicas quirúrgicas a través del foramen obturador». *Prog. Obstet. Gynecol.*; 51(3): 111-16.

Capítulo 10

Abordaje abdominal del prolapso: anatomía y aspectos prácticos

P. Brescó, F. Carmona, I. Mora

Introducción

La integridad y el correcto funcionalismo tanto de las estructuras que forman el suelo pélvico como de los sistemas de suspensión y orientación uterinos, son esenciales para el mantenimiento de la estática genital. El fracaso de estas estructuras produce una serie de cambios anatómicos y funcionales que englobamos con el nombre de disfunción del suelo pélvico. El hallazgo de prolapso en la exploración física no se correlaciona directamente con la presencia de sintomatología y, por otro lado, puede estar asociado a una gran variedad de síntomas de la esfera urinaria, defecatoria o sexual. El tratamiento quirúrgico del prolapso deberá plantearse como objetivos no sólo la reparación anatómica del prolapso sino también la recuperación de la función de los órganos pélvicos implicados y la consecuente resolución de la sintomatología, teniendo además una visión preventiva sobre posibles defectos secundarios a la cirugía.

Existen diferentes técnicas para el tratamiento del prolapso clásicamente descritas para la vía abdominal abierta, principalmente en el prolapso apical o medio. La laparoscopia ha permitido llevar a cabo las técnicas clásicas en el tratamiento de los diferentes defectos de suelo pélvico sin la necesidad de una incisión abdominal y aportando las ventajas inherentes a esta vía de abordaje: una anatomía magnificada, un menor sangrado de pequeños vasos, menor formación de adherencias, menor dolor postoperatorio, recuperación más rápida de la paciente y menor estancia hospitalaria.

Por otro lado, la cirugía laparoscópica avanzada ha marcado el inicio de la cirugía pélvica mínimamente invasiva. La laparoscopia avanzada exige de unas habilidades quirúrgicas determinadas como la realización de suturas o la necesidad de un entrenamiento especial, lo cual ha supuesto hasta el momento el inconveniente más importante para conseguir una aceptación extensa de estas técnicas en la práctica quirúrgica habitual. En los últimos años, el desarrollo de la robótica ha provocado un mayor interés en la cirugía para el tratamiento de los defectos del suelo pélvico al incorporar la visión tridimensional o brazos capaces de articularse 720 grados, opciones que aumentan la destreza quirúrgica y facilitan las maniobras más complejas. Sin embargo, sigue tratándose de un campo nuevo con seguimientos limitados en el tiempo.

Los procedimientos laparoscópicos realizados para la corrección de los defectos del suelo pélvico incluyen: colposacropexia con utilización de malla (considerada técnica *gold satandard*) o suspensión lateral del útero también mediante mallas[1] para la corrección del defecto apical, la reparación del defecto paravaginal mediante suturas, la reaproximación de los ligamentos uterosacros con obliteración del espacio de Douglas o la colposuspensión retropúbica para el tratamiento de la incontinencia urinaria. Los resultados anatómicos y funcionales de estas técnicas son habitualmente satisfactorios.

1   Compartimento anterior

1.1   Defectos paravaginales

El tratamiento quirúrgico tradicional del cistocele se ha basado en la plicatura central de la fascia pubocervical. Los defectos en el compartimento anterior pueden ser secundarios a un defecto lateral (paravaginal) por la desinserción de la fascia pubocervical lateralmente en el arco tendíneo de la fascia endopélvica. Estudios anatómicos recientes confirman que los defectos laterales están frecuentemente presentes en los casos de prolapso de compartimento anterior y de hipermovilidad del cuello vesical,[2] estando presentes hasta en dos terceras partes de las mujeres con prolapso anterior.[3]

La reparación del defecto paravaginal por vía abdominal o laparoscópica es preferible al abordaje transvaginal: *1)* la reparación transvaginal del defecto lateral requiere una disección muy amplia que podría originar lesiones nerviosas a nivel local y además, podría provocar un nuevo defecto lateral previamente no existente con el fin de obtener un buen acceso quirúrgico al arco tendíneo; *2)* el acceso abdominal/laparoscópico permite una buena visualización del arco tendíneo y de la fascia pubocervical desinsertada que no es posible vía vaginal y, además, no requiere la disección de la mucosa vaginal de su capa fibromuscular.[4]

La técnica laparoscópica para la corrección del defecto paravaginal se realiza a través del acceso al espacio retropúbico. Una vez se ha entrado en el espacio de Retzius o retropúbico, se procede a disecar todo este espacio a nivel parauretral y paravesical identificando la sínfisis del pubis y el cuello vesical en la línea media y el paquete neurovascular obturador, el ligamento pectíneo o de Cooper y el arco tendíneo bilateralmente a lo largo de la pared de la pelvis.

Ante un defecto paravaginal, los márgenes laterales de la fascia pubocervical estarán desinsertados de la pared de la pelvis en el arco tendíneo (véase figura 1). La reparación del defecto se lleva a cabo mediante diversas suturas con la intención de elevar nuevamente el arco tendíneo de la fascia endopélvica a su posición anatómica original: la primera sutura se sitúa cerca del ápex de la vagina a través de la porción paravesical de la fascia pubocervical hasta alcanzar el músculo obturador interno y la fascia del arco tendíneo en su origen (a 1-2 cm de la espina ciática); después las suturas se realizan secuencialmente corrigiendo todo el defecto paravaginal hasta llegar al límite de la unión uretrovesical. Incluso cuando el defecto paravaginal es unilateral (infrecuente) se lleva a cabo una reparación bilateral para mantener la simetría de la vagina.

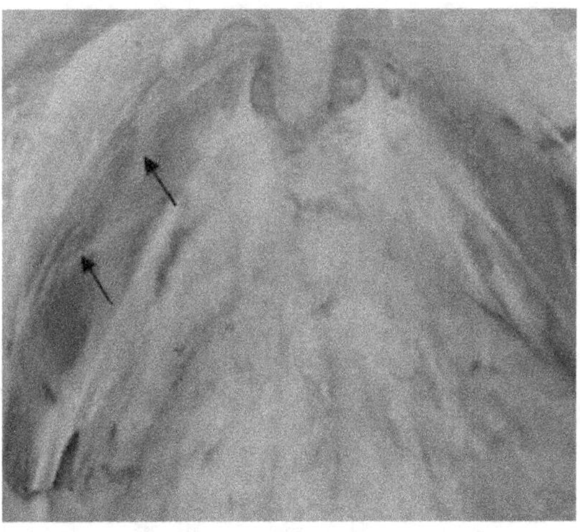

Figura 1. Defecto paravaginal.

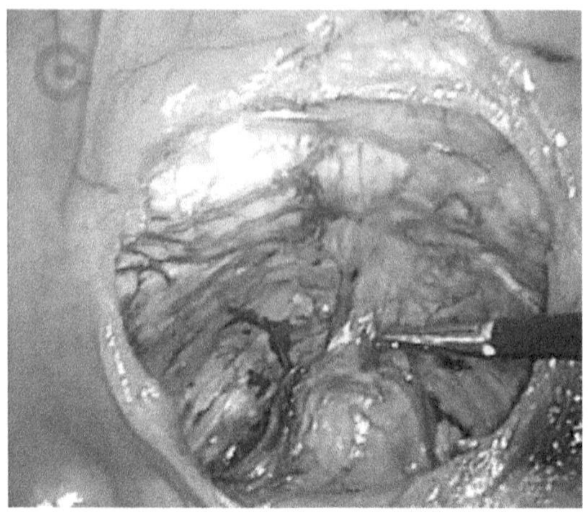

Figura 2. Disección del espacio de Retzius.

Existen datos limitados respecto a la reparación del defecto paravaginal por vía laparoscópica sin otros procedimientos quirúrgicos asociados como la colposuspensión de Burch (véanse las figuras 2 y 3). El hecho de asociar una sutura en el ligamento de Cooper (técnica de Burch) ofrece dos ventajas: la primera es la suspensión lateral de la vagina a una estructura más resistente que un músculo obturador interno potencialmente atrófico; y la segunda, que permite asociar una técnica estandarizada in-

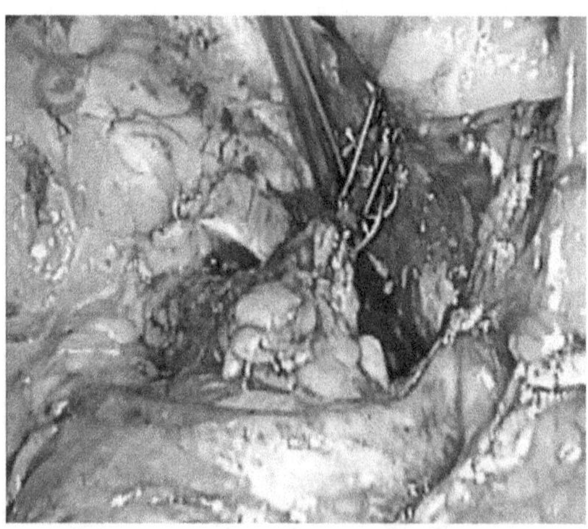

Figura 3. Sutura del tejido parauretral hasta el ligamento de Cooper.

dependiente para la corrección de la hipermovilidad uretral y de la incontinencia urinaria de esfuerzo.

Una elevación inadecuada del cuello vesical puede resultar en el fallo de la cirugía, mientras que una hipercorrección del descenso del cuello vesical puede ocasionar una disfunción de vaciado en el postoperatorio o bien una hiperactividad del detrusor de novo. La tasa de disfunciones de vaciado y de hiperactividad del detrusor de novo tras la colposuspensión de Burch laparotómica oscila entre 12 y 25 % y entre 12 y 18,5 % respectivamente,[5] mientras que para la técnica laparoscópica se han descrito disfunciones de vaciado en el 3,6 y 14,7 %[6-8] e hiperactividad de novo en el 6,2 %.[8]

2 Compartimento medio y posterior

2.1 Colposacropexia

La colposacropexia abdominal es una de las principales técnicas quirúrgicas en el tratamiento del prolapso apical: por un lado ofrece la posibilidad de sustituir los tejidos de baja resistencia con tendencia a la recidiva por material heterólogo (malla); y por otro, es una técnica completa que implica a todos los compartimentos y estructuras de soporte. Sus indicaciones serían el prolapso multicompartimental, el prolapso recurrente después de una corrección previa con técnicas vaginales o el prolapso sintomático en mujeres jóvenes sexualmente activas, ya que nos permite mantener el eje y la longitud de la vagina sin cicatrices vaginales.[9]

La vía abdominal (colposacropexia) ha resultado superior a la vía vaginal (colpoespinofijación) en cuanto a recidiva del prolapso de cúpula y a la incidencia de dispareunia, aunque la tendencia a una menor tasa de reintervenciones por prolapso tras la colposacropexia abdominal no resultó estadísticamente significativa.[10] Además, la técnica abdominal presenta mejores resultados que la colpoespinofijación en el compartimento anterior[11,12] y mayor tasa de éxito global,[13] que se establece entre el 74 y el 98 %. Por último, la colposacropexia se asocia con tasas inferiores de erosión y de infección de la malla en comparación con las cirugías vaginales al ubicarse la malla en un entorno anatómico más aséptico.[14]

En 2001, Wattiez (grupo Clermont-Ferrand) publica la descripción de la técnica de la promontofijación laparoscópica[14] tal como se describe a continuación:

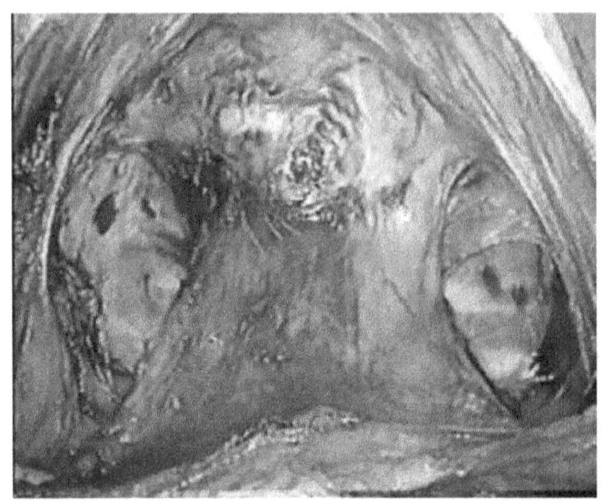

Figura 4. Disección de espacios pararrectales.

1. Preparación del promontorio (L5-S1): sección cuidadosa del peritoneo que lo recubre, teniendo especial precaución con las estructuras anatómicas cercanas: en pacientes obesas o con una bifurcación aórtica baja (habitualmente a nivel de L4-L5), la vena ilíaca primitiva izquierda cruza por encima del promontorio; el margen derecho del espacio presacro está constituido por los vasos ilíacos comunes derechos y el uréter derecho, mientras que en el margen

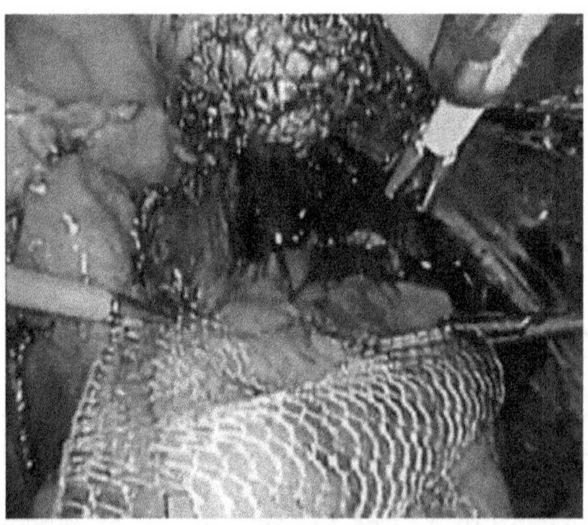

Figura 5. Colocación de malla posterior.

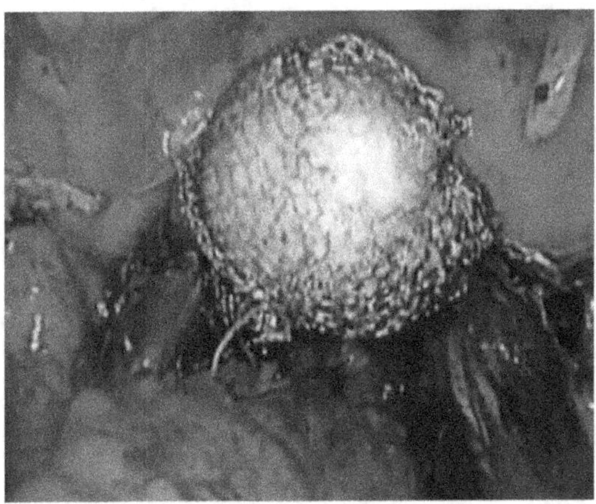

Figura 6. Malla fijada a cúpula.

izquierdo encontramos el colon sigmoide. Se expone adecuadamente el ligamento prevertebral o longitudinal anterior que cubre el promontorio y que es donde posteriormente se colocará el punto de suspensión de la malla, a este nivel se localizan los vasos sacros medios con riesgo importante de hemorragia si son lesionados.

2. Disección rectovaginal (véase la figura 4): apertura del espacio rectovaginal desde la unión de los ligamentos uterosacros distalmente, junto al plano de la cara posterior de la vagina. Después, se continúa lateralmente abriendo el espacio de las fosas pararrectales (véase la figura 4) hasta visualizar el músculo elevador del ano, teniendo especial cuidado en esta zona con los vasos rectales medios.

3. Disección de la plica vesicouterina: disección del espacio vesicouterino y vesicovaginal desde la línea media, en el interior de los pilares de la vejiga. La disección debe continuar hacia una zona lo más baja posible, justo al lado del cuello vesical.

4. Histerectomía: en mujeres con útero sin deseo gestacional, se procederá a la histerectomía laparoscópica según técnica reglada. Existen escuelas según las cuales, en pacientes sin patología cervical y que realicen sus controles periódicamente, son partidarios de histerectomía subtotal por dos motivos: el cérvix constituye un mejor

                                        P. Brescó, F. Carmona, I. Mora

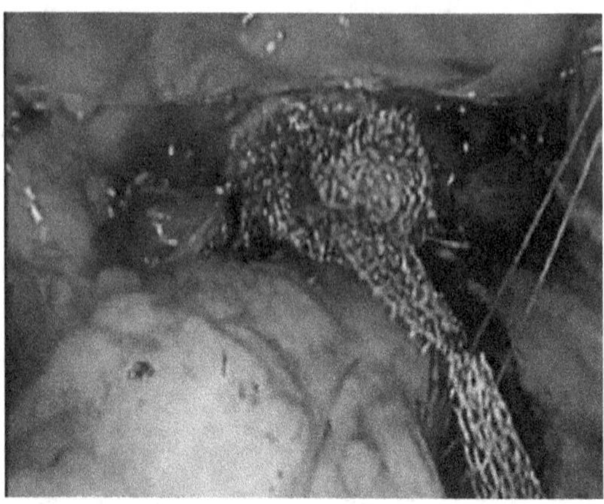

Figura 7. Fijación a promontorio.

punto de apoyo para la malla y se evita la apertura vaginal disminuyendo el riesgo de infección y de exteriorización de la malla.

5. Fijación de la malla al músculo elevador (véase la figura 5); es una malla en forma de «y griega» de polipropileno. Se inicia la fijación por la cara posterior mediante puntos de sutura, amarrando los extremos de la malla a cada uno de los músculos elevadores del ano en el fondo de las fosas pararrectales.

6. Fijación de la malla a la cúpula vaginal (véase la figura 6): se continúan dando puntos proximalmente para fijar la malla a la cara posterior y las caras laterales de la vagina (o cérvix). A continuación, se fija la prótesis a la cara anterior vaginal lo más distalmente posible evitando realizar puntos transfixiantes a vagina.

7. Promontofijación: fijación del extremo de la malla al ligamento vertebral común anterior en el promontorio con puntos de sutura (véase la figura 7), grapas o Tacker®. Es preferible la fijación mediante sutura con material irreabsorbible debido a que las otras alternativas se asocian a una fijación más débil y a mayor riesgo de infección en el sacro, también se han asociado con un mayor riesgo de erosión y de dispareunia cuando se utilizan en la fijación de la malla a nivel vaginal.[15] Es importante evitar una tensión excesiva de la malla debido a la retracción posterior de ésta.

8. Peritonización: cierre del peritoneo interiorizando completamente la malla para evitar el riesgo de lesiones intestinales.

Por tanto, la técnica tal y como fue descrita por este grupo consiste en la colocación de una malla intervesicouterina, que corrige el descenso uterino y el cistocele, la reparación de los defectos paravaginales (corrigiendo los prolapsos laterales) y la colocación de otra malla en el espacio rectovaginal para evitar el rectocele y enterocele, anclando ambas mallas al promontorio (véase la figura 10). Pudiendo asociar la realización de una colposuspensión según técnica de Burch para el tratamiento de la incontinencia de esfuerzo. Es muy importante reparar todos los defectos anatómicos identificados, aun cuando sean menores, pues si no se reconstruye el suelo pélvico globalmente, estos defectos menores se pueden convertir en mayores en el futuro.

La técnica de la sacrohisteropexia, con preservación del útero en mujeres jóvenes con deseo gestacional, implica la disección del espacio rectovaginal y de las fosas pararrectales hasta el músculo elevador del ano. La malla de polipropileno se fija distalmente en el músculo y luego se sutura en la cara posterior de la vagina a diferentes niveles de la fascia rectovaginal y del cérvix posterior, con su extremo final en el promontorio.

Se han publicado diversos estudios sobre los resultados y las complicaciones de la colposacropexia por vía laparoscópica, aunque suelen tratarse de estudios con períodos cortos de seguimiento, series pequeñas y diferentes cri-

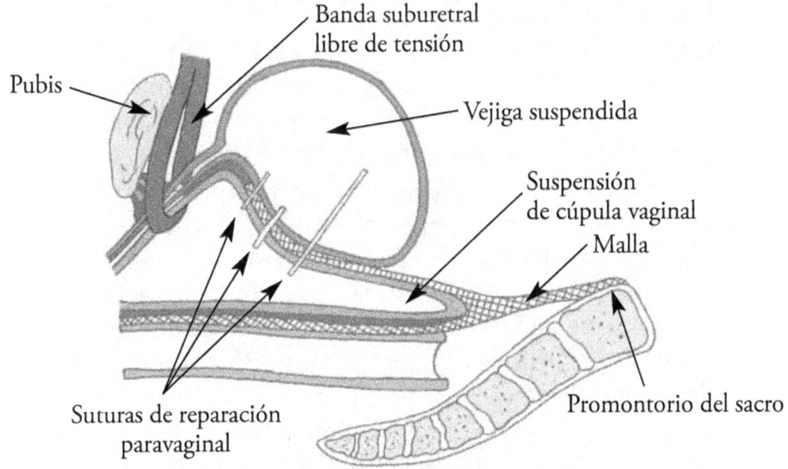

Figura 8. Colposacropexia.

terios para valorar los resultados postquirúrgicos. No se dispone de metaanálisis o estudios randomizados que comparen vía abierta y laparoscópica. Sin embargo, estos trabajos han permitido demostrar que la colposacropexia laparoscópica consigue resultados similares a la técnica abierta con los beneficios de la cirugía mínimamente invasiva, sin aumentar significativamente la tasa de complicaciones respecto a la colposacropexia por laparotomía.

Una de las series más importantes es la presentada por Rozet (2005),[16] incluyendo un total de 363 pacientes en las que realiza una colposacropexia laparoscópica con malla de poliéster sobre las caras anterior y posterior de la vagina. La tasa de recurrencia del prolapso obtenida fue del 4 % con una tasa de resultados satisfactorios del 96 % (tiempo de seguimiento de 14,6 meses), y con una tasa de complicaciones similar a las complicaciones de la cirugía abierta. Las complicaciones sobre todo fueron debidas a la propia malla, en forma de infección (0,5 %) o erosión vaginal (0,8 %). La serie de Higgs (2005)[17] aporta un período de seguimiento de 66 meses tras 103 casos de colposacropexia laparoscópica; los resultados fueron de un 92 % de sostén correcto de cúpula vaginal a largo plazo y con un 79 % de curación o mejoría de la sintomatología de prolapso. En esta serie obtuvieron un 9 % de erosiones de la malla a largo plazo.

En cuanto a las complicaciones asociadas a la malla, se ha descrito una tasa de erosión del 2,7 % (0-9 %) tras colposacropexia laparoscópica, hallando las tasas más elevadas (8,7 %[17] y 9 %)[18] en aquellas series con períodos de seguimiento superiores. La histerectomía total concomitante se ha establecido como un potente factor de riesgo independiente para la erosión vaginal por la malla.[18]

Se ha reportado un promedio del 17,8 % (2,4-44 %) de disfunciones urinarias postquirúrgicas en forma de incontinencia urinaria de esfuerzo, urgencia miccional o retención urinaria. Los efectos funcionales de la colposacropexia sobre el compartimento anterior implican un riesgo de incontinencia urinaria postcirugía provocada por el aplanamiento de la pared vaginal anterior y del ángulo uretrovesical. Sin embargo, no existe una evidencia científica clara sobre la necesidad de asociar una colposuspension de Burch como técnica profiláctica para la incontinencia. Algunas de las series retrospectivas sugieren además una tasa elevada de disfunción intestinal postquirúrgica, alrededor del 9,8 % (0-25 %) principalmente en forma de estreñimiento, pero también como dificultad en la defecacion, dolor o presión anal o más excepcionalmente como incontinencia fecal. Por último, la tasa de disfunción sexual tras colposacropexia laparoscópica se sitúa en el 7,8 % como media de los diferentes trabajos (0-47 %).[19]

2.2 Fijación laparoscópica a ligamentos uterosacros

Las estructuras que permiten la suspensión del útero y del tercio superior de la vagina corresponden al complejo formado por ligamentos uterosacros y ligamentos cardinales (nivel I de De Lancey). Se realiza una sutura irreabsorbible bilateralmente que incluya todo el grosor del ligamento uterosacro en la porción proximal a su disrupción hasta su fijación en la cúpula vaginal, en una sutura que incluya todo el complejo ligamento cardinal-uterosacro y fascia rectovaginal.[20]

La fijación de la vagina a ligamentos uterosacros vía laparoscópica supone una excelente técnica preventiva tras la realización de una histerectomía al utilizar las estructuras más importantes en el sostén del tercio superior de la vagina, manteniendo su eje anatómico y con resultados funcionales excelentes.[21] Por otro lado, algunos estudios han demostrado la eficacia en cuanto a mejoría de síntomas y resultados anatómicos para esta técnica en el tratamiento de mujeres con prolapso uterino o de cúpula, con una tasa de curación objetiva del 75-100 % a los 8-12 meses de la cirugía y del 87,2 % de resolución del prolapso tras un período de seguimiento de 2-7,3 años.[22]

La complicación más frecuente son las lesiones ureterales o acodamientos del trayecto ureteral secundarios a las suturas (2-9,5 %),[23,24] siendo esta complicación mucho menos frecuente por vía laparoscópica respecto a la vía vaginal al permitir la visualización del trayecto ureteral.

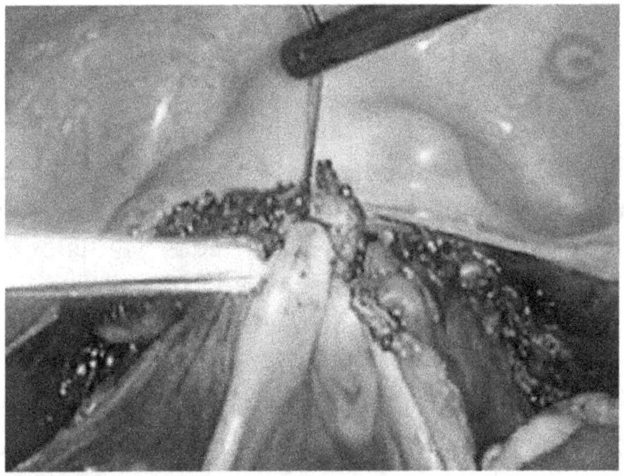

Figura 9. Anclaje de cúpula vaginal a ambos ligamentos uterosacros.

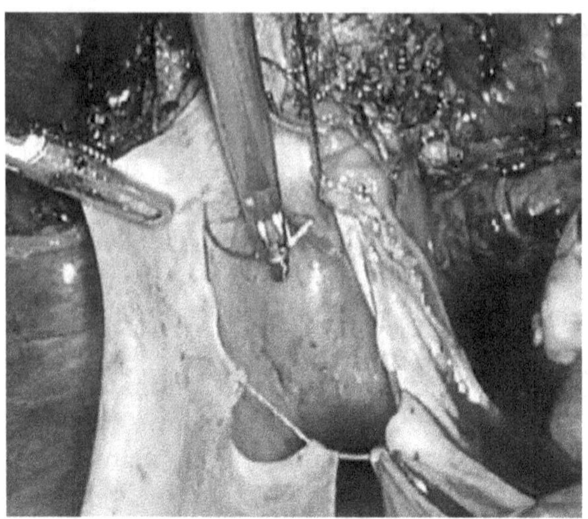

Figura 10. Moschkovitz laparoscópico.

2.3 Reparación del enterocele vía laparoscópica

Se lleva a cabo mediante la disección del saco peritoneal del enterocele, identificando los defectos en la fascia endopélvica y quedando delimitadas las fascias pubocervical y rectovaginal; posteriormente, los bordes de las fascias pubocervical y rectovaginal son reaproximados mediante una sutura continua hasta que el defecto fascial quede cerrado. Esta reparación, realizada concomitantemente con la suspensión de la cúpula vaginal a los ligamentos uterosacros, reestablece la suspensión en el nivel I de De Lancey.[25]

Otra técnica que puede realizarse por vía laparoscópica es la culdoplastia de Moschkovitz (véase la figura 10), que se basa en la obliteración del fondo de saco de Douglas mediante una sutura en el peritoneo en bolsa de tabaco. Se aíslan las paredes vaginales de las fuerzas abdominales evitando que incidan sobre la cara posterior de la vagina y, por otro lado, corrigen el ángulo vaginal dirigiéndolo posteriormente hacia el sacro. Los uréteres deberán ser examinados con cuidado durante la técnica para evitar su acodamiento en la sutura. Esta técnica se realiza como profilaxis de un posible enterocele en el contexto de la cirugía reconstructiva del prolapso multicompartimental por vía laparoscópica.

Conclusiones

La laparoscopia proporciona una alternativa eficaz en el tratamiento del prolapso pélvico que, de otra forma, podría requerir de una laparotomía o tener un difícil acceso por vía vaginal. La robótica y la laparoscopia convencional permiten la reparación de defectos multicompartimentales aportando los beneficios ya conocidos: una mejor visualización de las estructuras anatómicas, incisiones mínimas, menor dolor postoperatorio o más rápida reincorporación de las pacientes a sus actividades diarias.

La cirugía reconstructiva del suelo pélvico por vía laparoscópica debe ser considerada una evolución de las técnicas abdominales y no un cambio en la técnica quirúrgica. Los estudios publicados sugieren que las técnicas laparoscópicas pueden ser una alternativa eficaz y segura a la tradicional laparotomía; sin embargo, estos datos deben ser entendidos en el contexto de cirujanos experimentados. Una habilidad quirúrgica importante y un amplio conocimiento de la anatomía pélvica son los factores fundamentales para conseguir resultados equivalentes a las técnicas laparotómicas.

BIBLIOGRAFÍA

1. Dubuisson, J.B.; Chapron, C. (1998): «Laparoscopic iliac colpouterine suspension for treatment of genital prolapse using two meshes: a new operative technique». *J. Gynecol. Surg.*; 14: 153-59.
2. De Lancey, J.O. (2002): «Fascial and muscular abnormalities in women with urthral hypermobility and anterior vaginal wall prolapse». *Am. J. Obstet. Gynecol.*; 187(1): 93-98.
3. Barber, M.D.; Visco, A.G.; Weidner, A.C.; Amundsen, C.L.; Bump, R.C. (2000): «Bilateral uterosacral ligament vault suspension with site-specific fascia defect repair for treatment of pelvic organ prolapse». *Am. J. Obstet Gynecol.*; 183: 1402-11.
4. Miklos, J.; Moore, R.; Kohli, N. (2004): «Laparoscopic pelvic floor repair». *Obstet. Gynecol. Clin. N. Am.*; 31: 551-65.
5. Bidmead, J.; Cardozo, L. (2001): «Retropubic urethropexy (Burch colposuspension)». *Int. Urogynecol. J Pelvic Floor Dysfunct.*; 12: 262-65.
6. Dietz, H.P.; Wilson, P.D. (2005): «Laparoscopic colposuspension versus urethropexy: a case-control series». *Int. Urogynecol J. Pelvic Floor Dysfunct.*; 16: 15-18.
7. Persson, J.; Wolner-Hanssen, P. (2000): «Laparoscopic Burch colposuspension for stress urinary incontinence: a randomized comparison of one or two sutures on each side of the urethra». *Obstet. Gynecol.*; 95: 151-55.
8. Paraíso, M.F.; Walters, M.D.; Karram, M.M. *et al.* (2004): «Laparoscopic Burch colposuspension versus tension-free

vaginal tape: a randomized trial». *Obstet. Gynecol.*; 104: 1249-58.

9. Nygaard, I.E.; McCreery, R.; Brubaker, L.; Connolly, A.; Cundiff, G.; Weber, A.M.; Zyczynski, H. (2004): «Pelvic Floor Disorderes Network. Abdominal sacrocolpopexy: a comprehensive review». *Obstet. Gynecol.*; 104(4): 805-23.

10. Maher, C.; Baessler, K.; Glazener, C.M.; Adams, E.J.; Hagen, S. (2008): «Surgical management of pelvic organ prolapse in women: a short version». *Cochrane Review. Neurourol. Urodyn.*; 27(1): 3-12.

11. Weber. (2003): «New approaches to surgery for urinary incontinence and pelvic organ prolapse from the laparoscopic perspective». *Clin. Obstet. Gynecol.*; 46: 44-60.

12. Rane; Lim; Withey; Muller. (2004): «Magnetic resonance imaging findings following three different vaginal vault prolapse repair procedures: a randomised study». *Aust. N. Z. Obstet. Gynecol.*; 44: 135-39.

13. Bee; Kuhn. (2005): «Surgical techniques for vault prolapse: a review of the literature». *Eur. J. Obstet. Gynecol. Reprod. Biol.*; 119: 144-55.

14. Wattiez, A.; Canis, M.; Mage, G.; Pouly, J.L.; Bruhat, M.A. (2001): «Promontofixation for the treatment of prolapse». *Urol. Clin. North Am.*; 28(1): 151-57.

15. Gaddoneix, P.; Ercoli, A.; Scambiac, G.; Villet, R. (2005): «The use of laparoscopic sacrocolpopexy in the management of pelvic organ prolapse». *Curr. Opin. Obstet. Gynecol.*; 17: 376-80.

16. Rozet; Mandron. (2005): «Laparoscopic sacral colpopexy approach for genitourinary prolapse: experience with 363 cases». *Eur. Urol.*; 47: 230-36.

17. Higgs; Chua; Smith. (2005): «Long term review of laparoscopic sacrocolpopexy». *BJOG*; 112: 1134-38.

18. Thompson, P.K.; Pugmire, J.E.; Sangi-Haghpevkar, H. (2004): «Abdominal sacrocolpopexy utilizing gore-tex in genital prolapse: unresolved issues». *J. Pelvic Med. Surg.*; 10: 311-17.

19. Ganatra, A.; Rozet, F.; Sánchez-Salas, R.; Barret, E.; Galiano, M.; Cathelineau, X.; Vallancien, G. (2009): «The current status of laparoscopic sacrocolpopexy: a review». *Eur. Urol.*; 55(5): 1089-105.

20. Price, N.; Jackson, S.; (2009): «Advances in laparoscopic techniques in pelvic reconstructive surgery for prolapse and incontinence». *Maturitas*; 62(3): 276-80.

21. Silva, W.A.; Pauls, R.N.; Segal, J.L.; Rooney, C.M.; Kleeman, S.D.; Karma, M.M. (2006): «Uterosacral ligament vault suspension: five-year outcomes». *Obstet. Gynecol.*; 108(2): 244-45.

22. Lin, L.L.; Phelps, J.Y.; Liu, C.Y. (2005): «Laparoscopic vaginal vault suspension using uterosacral ligaments: a review of 133 cases». *J. Minim Invasive Gynecol.*; 12(3): 216-20.

23. Schwartz, M.; Abbott, K.R.; Glazerman, L.; Sobolewski, C.; Jarnagin, B.; *et al.* (2007): «Positive symptom improvement with laparoscopic uterosacral ligament repair for uterine or vaginal vault prolapse: interim results from an active multicentre trial». *J. Minim Invasive Gynecol.*; 14(5): 570-76

24. Seman, E.I.; Cook, J.R.; O´Shea, R.T. (2003): «Two-year experience with laparoscopic pelvic floor repair». *J. Am. Assoc. Gynecol. Laparosc.*; 10: 38-45.

25. Daneshgari, F.; Paraíso, M.; Kaouk, J.; Govier, F.; Kozlowski, P.; Kobashi, K. (2006): «Robotic and laparoscopic female pelvic floor reconstruction». *B. J. U. Int.*; 98(Sup 1): 62-68.

Capítulo 11

Anatomía funcional del complejo anorrectal

M. A. PASCUAL, G. LACIMA, M.T. CLAVIJO

1   Ubicación anatómica del complejo anorrectal

El complejo anorrectal corresponde al último tramo del tracto gastrointestinal y está formado por el recto, la unión anorrectal, el conducto anal, el esfínter anal interno (EAI), el esfínter anal externo (EAE) y la parte del elevador del ano que está en contacto con estas estructuras, que es el músculo puborrectal (MPR).

El complejo anorrectal tiene forma de tubo con varias capas y se encuentra situado en el área que forma el triángulo posterior del periné. Esta área está limitada, en la parte anterior, por los transversos superficiales del periné, músculos que originándose en ambas tuberosidades isquiáticas se unen centralmente al cuerpo perineal, y en la parte posterior, por el ligamento anococcígeo y el cóccix. El triángulo anal del periné contiene el conducto anal y el ano como terminación del intestino, el complejo del esfínter anal y las fosas isquioanales. El recto no se encuentra en ésta zona distal, ya que es un órgano intraabdominal y está justo por encima del plano del elevador (véase la figura 1).

El cuerpo perineal, o centro tendinoso del periné, es el punto más central de la unión de las bases de los dos triángulos perineales y separa el complejo anorrectal de la vagina. En él se insertan fibras de los músculos bulbocavernosos y superficiales transversos, del esfínter anal externo y el puboviceralis con sus divisiones: puborrectalis, puboanalis y pubovaginalis. Posterior y lateralmente, el complejo anorrectal está rodeado por la grasa que contienen ambas fosas isquioanales, conocidas por fosas isquiorrectales. Estas fosas sólo rodean el conducto anal y no el recto.[1-3]

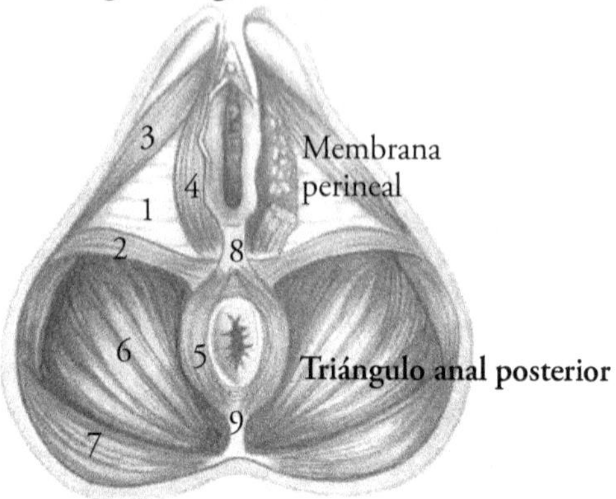

1. Diafragma urogenital/M. perineal.
2. M. transverso superficial del periné.
3. M. isquiocavernoso.
4. M. bulbocavernoso.
5. EAE.

6. M. elevador del ano.
7. M. glúteo mayor.
8. Cuerpo perineal.
9. Rafe medio/Lig. anococcígeo.

Figura 1. Ubicación perineal del complejo anorrectal.

2   Recto

El recto es un tubo muscular hueco, de 12 a 15 cm de longitud, compuesto por epitelio columnar y dos capas musculares continuas de músculo liso, una circular interna y otra longitudinal externa. Se relaciona con el colon sigmoideo por su parte superior y se continúa con el conducto anal en su parte inferior. Empieza a la altura de la tercera vértebra sacra y termina en el ano. El tercio superior está recubierto de peritoneo. La ampolla rectal es la parte del recto extraperitoneal que se extiende desde el Douglas hasta el conducto anal. Tiene tres curvaturas laterales, en su parte interna son pliegues mucosos sin contenido muscular, que se proyectan hacia la luz denominados válvulas de Houston.

Posteriormente, el recto se fija al sacro mediante la fascia presacra o de Waldeyer. El sostén a las paredes pélvicas posterolaterales se lleva a cabo en la tercera vértebra sacra mediante condensaciones de la fascia endopélvica que forman los ligamentos rectales laterales o pilares rectales, por donde transcurren los vasos y nervios rectales. El tabique rectovaginal le da el soporte anterior.

El recto actúa como reservorio durante la continencia y defecación.

La innervación se lleva a cabo por el sistema nervioso autónomo. La inervación simpática es conducida por ramas del plexo hipogástrico superior y por el plexo celíaco. El parasimpático por nervios esplácnicos y por raíces sacras S2-S4 del plexo hipogástrico inferior. Estas fibras intervienen durante el proceso de discriminación entre gases y heces.

3 Conducto anal

Es un tubo muscular de unos 3-4 cm de longitud que se extiende desde la unión anorrectal hasta el margen anal. En reposo forma un ángulo con el eje del recto de entre 80 y 90º. Durante la contracción voluntaria del MPR el ángulo se agudiza hasta unos 70º. Durante la defecación el ángulo se vuelve más obtuso, y alcanza los 110-130º.[4] En condiciones normales, la luz del tubo está colapsada y tapizada por dos tipos de tejido epitelial. En la parte proximal es epitelio columnar, como el del recto, y se dispone hacia abajo en pliegues verticales llamadas columnas de Morgagni y en la parte distal es de tipo escamoso modificado, sin glándulas ni pelos, llamado anodermo, que contiene numerosas terminaciones nerviosas somáticas. Las columnas están unidas en su parte inferior por las válvulas anales formando la línea dentada o pectinada, quedando situada en la mitad de trayecto del conducto, a 2 cm por encima del margen anal (véase la figura 2). La unión de los epitelios columnar y escamoso forma la zona transicional, una zona altamente especializada, que interviene en el proceso de muestreo encaminado

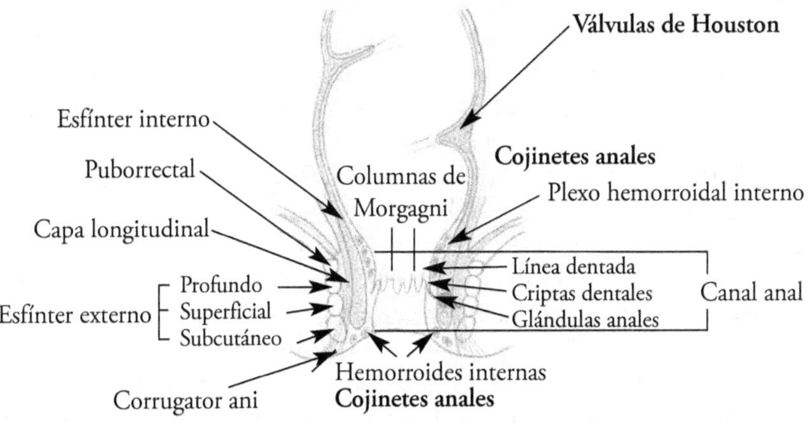

Figura 2. Descripción anatómica del conducto anorrectal.

a discernir el tipo de contenido que llega a la parte proximal del conducto, ya sean heces sólidas, líquidas o gases.[5-7]

El subepitelio está constituido por los plexos vasculares subepiteliales. Estos vasos múltiples son más grandes en los cuadrantes anteriores y posteriores derechos y lateral izquierdos formando los cojinetes anales, los cuales al expandirse ayudan a mantener el conducto anal cerrado y la continencia de gases y heces líquidas. Los cojinetes anales pueden llegar a ejercer presiones superiores a 9 mm de Hg, lo que supone un 10-20 % de la presión anal en reposo.

El tubo descrito está externamente rodeado por el EAI y el EAE, separados ambos por el músculo longitudinal, prolongación del mismo músculo rectal y por el espacio interesfinteriano. Ambos esfínteres son distintos en estructura y función, aunque forman una unidad funcional esfinteriana.

4 Esfínter anal interno

Es la continuación hacia el conducto anal de la capa muscular lisa circular de la ampolla rectal, que se adelgaza hasta tener un grosor de entre 0,3 y 0,5 cm. Se extiende hasta 6-8 mm del margen anal, lugar donde termina la parte superficial del EAE. El EAI tiene un aspecto nacarado pálido como la conjuntiva ocular.

El EAI es de contracción involuntaria. Tiene actividad mecánica, de origen miogénico, con frecuencias de entre 15 a 35 ciclos por minuto. Contribuye a crear el 70-80 % de la presión esfinteriana en reposo, por lo que es el principal responsable de mantener la continencia anal en reposo. El tono del EAE junto a los pliegues de la mucosa anal, la acción de los cojinetes anales y la acción del puborrectal generan el 20-30 % restante de la presión anal en reposo.[8]

La inervación del EAI corre a cargo del sistema nervioso autónomo. Las fibras simpáticas vienen del ganglio torácico inferior formando el plexo hipogástrico superior.

La inervación parasimpática se realiza por el plexo hipogástrico inferior procedente de la segunda, tercera y cuarta raíces sacras. La inervación intrínseca corre a cargo del plexo mientérico.

El EAI se relaja por la acción del parasimpático y de los agonistas beta adrenérgicos, mientras que se contrae por los agonistas alfa adrenérgicos.

5 Esfínter anal externo

Tradicionalmente, se ha dividido en tres partes o componentes: subcutáneo, superficial y profundo, partiendo del margen anal hacia arriba y adelante, no siempre demostrables por disección. La pared posterior del EAE es más corta en dirección anteroposterior que la pared anterior.

El componente profundo del EAE no tiene anclaje posterior sino que forma parte o está íntimamente relacionado con el músculo puborrectal. Los estudios del esfínter anal llevados a cabo mediante técnicas de imagen, ultrasonografía y resonancia magnética (RM), han puesto en duda la existencia de este componente profundo y se ha llegado a afirmar que, en realidad, es el propio músculo puborrectal.[7,9]

El componente superficial se inserta en el ligamento o rafe anococcígeo. El componente subcutáneo es circular y se relaciona con el cuerpo perineal por delante y con el rafe anococcígeo por detrás.

El EAE se inserta, anteriormente, en el cuerpo perineal y en el músculo transverso superficial del periné y, posteriormente, en el rafe anococcígeo. Por eso, no es un músculo totalmente circular.

El EAE es un anillo de músculo estriado de contracción voluntaria. Está compuesto por fibras musculares de contracción corta que producen una contracción rápida voluntaria y otras de contracción lenta, predominando las lentas, las cuales permiten una contracción tónica sostenida refleja en reposo. Con la edad, se van perdiendo fibras de contracción lenta.

La inervación motora y sensitiva procede del núcleo medular sacro de Onuf y le llega por la rama rectal inferior y por el pudendo.

6 Capa longitudinal y espacio interesfinteriano

Entre el EAE y el EAI hay una capa fibromuscular de tejido conectivo situada a lo largo de toda la extensión del canal anal que es la continuación de la capa muscular longitudinal del recto que penetra en el puborrectal y en el EAE. Tiene un espesor de 0,6 a 1 cm.

Contiene fibras estriadas procedentes del puboanalis, la parte más interna del puborrectal y fibras musculares lisas del músculo longitudinal del recto. Este tejido conjuntivo y muscular rellena el espacio interesfinteriano y separa ambos esfínteres. En el punto donde termina el EAI, esta capa se abre a modo de abanico de septos que atraviesan el EAE subcutáneo hasta llegar a la piel del margen anal y región perianal formando el músculo denominado *corrugator ani* (véase la figura 2).

Reconocer la anatomía de los esfínteres es de suma importancia en la práctica clínica diaria, para poder conseguir una correcta reconstrucción de los desgarros esfinterianos.

7   Puborrectal

La parte más medial del pubococcígeo que tiene forma de «U» se llama músculo puborrectal. El MPR nace en la parte baja y posterior de la sínfisis pubiana y es la parte del músculo pubovisceralis que delimita el hiato urogenital a través de la cual pasan el recto, la vagina y la uretra, y rodea la unión anorrectal por detrás, a modo de cabestrillo. Es la parte más inferior del elevador del ano. Está situado por encima del componente profundo del EAE, inseparable de él la mayoría de veces. De esta manera, forma parte del mecanismo esfinteriano y del suelo pélvico. Formado por fibras estriadas, cuando se contrae de forma voluntaria eleva la unión anorrectal hacia la parte posterior de la sínfisis del pubis, haciendo más agudo el ángulo anorrectal.

Como parte del pubococcígeo, el puborrectal tiene una doble inervación. Ésta se lleva a cabo por las ramas perineales del nervio pudendo que proceden de la segunda y tercera vértebras sacras y por las raíces nerviosas S2-S4 en su cara superior.

8   Fisiología del complejo anorrectal

Las funciones del ano y del recto son dos: la continencia fecal, que es la capacidad de sentir el contenido del recto, retenerlo y elegir el momento adecuado para expulsarlo; y la defecación, que es la capacidad de percibir la sensación de llenado rectal y de expulsar las heces.

En circunstancias normales, el recto está vacío durante la mayor parte del tiempo y sólo de vez en cuando llega materia fecal o gas desde el colon (una o dos veces al día en el caso de las heces, con mayor frecuencia en el caso de los gases). El volumen y la consistencia de las heces que llegan al recto dependen de la actividad secretora, absortiva y motora de todo el tracto gastrointestinal. Las propiedades viscoelásticas del recto permiten que cuando éste se llena aumente poco la presión intrarrectal, a presiones menores que las que se requieren para vencer la resistencia de un esfínter anal competente, y según su volumen aparecen distintas sensaciones mediante los presorreceptores sensoriales del recto que advierten de la llegada de heces/gases al sistema nervioso central. Cuando el contenido supera los 70-90 ml, se objetiva el primer deseo defecatorio mientras que si éste sobrepasa los 200 ml aparece urgencia defecatoria.

La llegada de contenido fecal al recto desencadena el reflejo anal inhibitorio, que produce una relajación del EAI y permite poner en contacto el contenido del recto con la mucosa del conducto anal proximal, al tiempo que se contrae el EAE mediante el reflejo anal excitatorio. En ese momento es posible diferenciar si el contenido es gas, heces líquidas o sólidas, lo que se obtiene a través de la acción de los receptores sensoriales anales, sensibles a cambios térmicos, pH, etc., de tal manera que el individuo percibe la existencia de material y, por aprendizaje, sus características fisicoquímicas. Este proceso se denomina muestreo y es el momento en que se toma la decisión consciente de defecar o no.

Si se decide no defecar, contraemos voluntariamente el EAE y el MPR, el ángulo anorrectal se hace más agudo, la muestra pasa al recto, éste se adapta, disminuye la presión (acomodación rectal) y, transcurrido un cierto tiempo, este impulso desaparece, y sin necesidad de mantener voluntariamente contraída la musculatura esfinteriana estriada, tenemos memorizada la existencia y las características del contenido (gas, líquido o sólido) y elegimos el momento y la forma adecuados para la expulsión.

Por el contrario, si se opta por defecar adoptamos la postura en cuclillas, flexionando la cadera, realizamos una maniobra de Valsalva para incrementar la presión intraabdominal y rectal, contrayendo el diafragma y los rectos abdominales, relajamos el MPR y el EAE aumentando el ángulo anorrectal y descendiendo el periné. En esos momentos, el recto ha adoptado una morfología tubular, apta para la eliminación del contenido rectal y ya no es necesario el aumento de presión abdominal, posiblemente como consecuencia de la activación de contracciones propulsivas sigmoideas por un reflejo anocólico estimulado por el paso de las heces a través del canal anal. Concluida la expulsión de las heces, la anatomía rectoanal se restablece mediante la contracción del EAE, el MPR y los músculos del suelo pélvico.

Así pues, la continencia depende de la integridad y de la perfecta coordinación de diversos factores anatómicos y funcionales:

– Fuerzas propulsivas colónicas y características de las heces.
– Distensibilidad rectal.

– Músculos esfinterianos y del suelo pélvico. Tiene que haber combinación de contracción tónica del esfínter interno incrementada por el control voluntario del esfínter externo y reforzada, a su vez, por el efecto que hace el cabestrillo del puborrectal sobre el conducto anal.
– Integridad de las vías sensitivas, motoras y de los reflejos medulares y cerebrales.
– Capacidad cognitiva y conductual del individuo correctas.

Anormalidades en uno o más de estos factores pueden dar lugar a una disfunción anorrectal.[5-7,9-11]

9 Descripción mediante técnicas de imagen

Avances en el desarrollo de distintas técnicas de imagen han posibilitado la adquisición de nuevos conocimientos en la anatomía y función de las estructuras pélvicas.

9.1 Ecografía endoanal

La introducción de la ultrasonografía endoanal en los años ochenta proporcionó la posibilidad de evaluar con precisión las distintas capas musculares, la grasa y el epitelio del esfínter y conducto anal. La ultrasono-

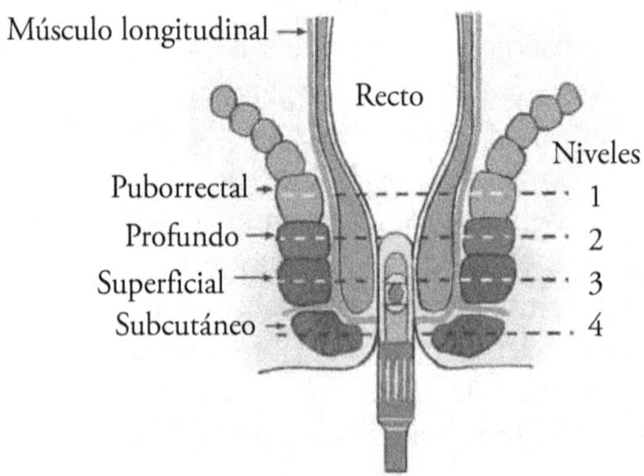

Figura 3. Representación esquemática de los distintos fragmentos del EAE y los niveles de capturación de imágenes en la ultrasonografía endoanal.

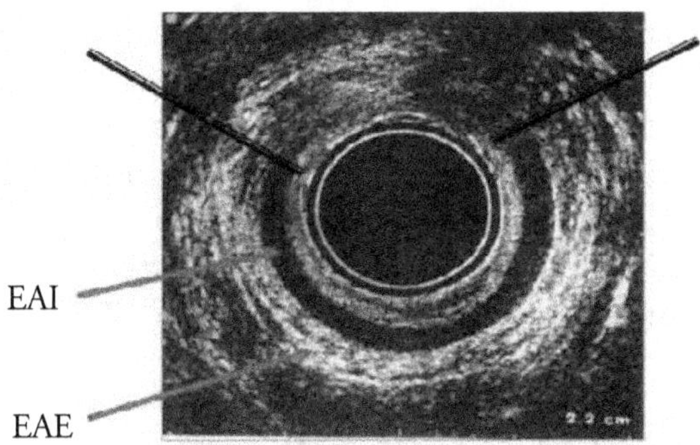

Figura 4. Visión del conducto anal mediante ultrasonografía endoanal.

grafía endoanal es actualmente la mejor exploración disponible para el diagnóstico de las lesiones estructurales del complejo esfinteriano.

La estructura anatómica normal del complejo esfinteriano presenta cuatro capas de distinta impedancia acústica o interfases según sea tejido muscular o grasa. Éstas:

1. Subepitelio (moderadamente reflectivo).
2. EAI (baja reflectividad).
3. Capa longitudinal (baja-moderada reflectividad).
4. EAE (baja-moderada reflectividad).

El anillo de color negro corresponde al EAI y el anillo blanco al EAE. Se observa entre líneas negras un defecto esfinteriano mixto. Tanto el EAE como el EAI se ven desdibujados.

En la figura 3 se observan de forma esquemática los distintos niveles donde se capturan las imágenes de las estructuras anatómicas y los elementos identificables en cada nivel.[12] En la figura 4 se ven claramente diferenciados el EAI, en forma de anillo hipoecogénico (de color negro) del EAE anillo hiperecogénico (de color blanco), así como una zona anterior con defecto mixto, correspondiente a una lesión de ambos esfínteres.

9.2 Resonancia nuclear magnética

La RM estática, pero sobre todo la dinámica, ha contribuido a delimitar los límites de la anatomía de los músculos del suelo pélvico mejor que los estudios de disección en cadáver.

En un corte transversal oblicuo del conducto anal, se pueden identificar la ubicación y las estructuras que intervienen en la continencia. El músculo estriado emite señales de alta intensidad y el músculo liso de intensidad moderada. Con RM dinámica se ha podido observar que los cambios del ángulo puborrectal, en la dirección anteroposterior, se deben a la contracción y relajación del músculo puborrectal, factor importante en el mantenimiento de la continencia.[13,14]

9.3   *Ultrasonografía transperineal 3D*

Actualmente, los datos disponibles sobre esta técnica son todavía limitados, sin embargo, podría tener ventajas frente a la ultrasonografía endoanal, ya que permite, además de estudiar el conducto anal, visualizar toda la extensión del cabestrillo del MPR sin necesidad de sonda endoanal. Hay que esperar la estandarización y la reproducibilidad de esta técnica antes de recomendarla.[15]

Conclusiones

El contenido de este capítulo se ha referido al complejo anorrectal de la mujer, que es distinto al del hombre, y la descripción de las estructuras ha estado basada en las disecciones de cadáver, en las observaciones, comprobaciones intraoperatorias y en las técnicas de imagen, según informa la literatura consultada. La guía principal del capítulo han sido las principales conclusiones que obtuvieron los distintos comités sobre el tema desarrollado en el capítulo, durante la 4th International Consultation on Incontinence reunida en París en julio de 2008.[1,4,13]

BIBLIOGRAFÍA

1. Fry, C.H.; Kanai, A.J.; Roosen, A.; Takeda, M.; Wood, D.N. (2009): «Cell Biology. The lower gastro-intestinal tract». En: *Incontinence.* Abrams, P.; Cardozo, L.; Khoury, S.; Wein, A., editores. 4th International Consultation on Incontinence. Editiona 21. Health Publication Ltd. Paris. pp 137-49.

2. Thakar, R.; Fenner, D.E. (2007): «Anatomy of Perineum and the Anal Sphincter». En: *Perineal and Anal Sphincter Trauma.* Abdul Sultan, Ranee

Thakar, Dee E. Fenner, editores. Springer- Verlag London Limited. Pag. 1-12.

3. Lacima Vidal, G. (2004): «Disfunciones anorrectales. Incontinencia fecal». En: *Tratado de uroginecología*. Montserrat Espuña y Jesús Salinas. Medicina STM Editores, S. L., Barcelona. pp. 419-35.

4. Koelbl, H.; Nitti, V.; Baessler, K.; Salvatore, S.; Sultan, A.; Yamaguchi, O. (2009): «Pathophisiology of Urinary Incontinence, Faecal Incontinence and Pelvic Organ Prolapse. Faecal Incontinece: gastroenterogycal perspective». En: *Incontinence*. Abrams, P.; Cardozo, L.; Khoury, S.; Wein, A., editores. 4th International Consultation on Incontinence. Editiona 21. Health Publication Ltd., Paris. pp 285-99.

5. Cook, T.A.; Mortenson, N. (2004): «Colon, rectum, anus, anal sphincters and the pelvic floor. The pelvic floor: its function and disorders». En: Pemberton, A.H.; Swash, M.; Henry, M.M. editores. Harcourt Publishers Limited. London. pp 61-76.

6. Gordon, P.G. (2001): «Anorectal anatomy and Phisiology». *Gastroenterol. Clin. N. Am.*; 30(1): 1-13.

7. Raizada, V.; Mittal, R.V. (2008): «Pelvic Floor Anatomy and Applied Phsiology». *Gastroenterol. Clin. N. Am.*; 37: 493-509.

8. Duthie, H.L.; Watts, J.M. (1965): «Contribution of the external anal sphincter to the pressure zone in the anal canal». *Gut.*; 6: 64-68.

9. Stoker, J. (2009): «Anorectal and pelvic floor anatomy». *Best Practice & Research Clinical Gastroenterology*; 23: 463-75.

10. Bajwa, A.. (2009): «The physiology of continence and evacuation». *Best Practice & Research Clinical Gastroenterology*; 23: 477-85.

11. Liu, J.; Guaderrama, N.; Nager, C.W.; *et al.* (2006): «Functional correlates of anal canal anatomy: puborectalis muscle and anal canal pressure». *Am. J. Gastroenterol.*; 101: 1092-97.

12. Bartram, C.; Sultan, A.H. (2007): «Imaging of the Anal Sphincter». En: *Perineal and Anal Sphincter Trauma*. Abdul Sultan, Ranee Thakar, Dee E. Fenner editores. Springer-Verlag London Limited. pp 1-12.

13. Tubaro, A.; Artiban, W.; Bartram, C.; De Lancey, J.; Khullar, V.; Vierhout, M. De Gennaro, M.; Kluivers, K. (2009): «Imaging and other investigation. Imaging in anal incontinence». En: *Incontinence*. Abrams, P.; Cardozo, L.; Khoury, S.; Wein, A., editores. 4th International Consultation on Incontinence. Edition 21. Health Publication Ltd. Paris. pp 611-17.

14. Taylor, A.A. (2009): «Imaging pelvic floor dysfunction». *Best Practice & Research Clinical Gastroenterology*; 23: 487-503.

15. Weinstein, M.M.; Pretorius, D.H.; Jung, S.A.; *et al.* (2009): «Transcutaneous 3-dimensional ultrasound imaging: a novel technique to detect anatomical defects in the muscles of anal sphincter complex». *Clinical Gastroenterology and Hepatology*; 7: 205-11.

Capítulo 12

Efectos del embarazo y del parto sobre el suelo pélvico

L. AMAT, E. MORAL, E. MARTÍNEZ

Introducción

El complejo proceso de tránsito del cuadrupedismo al bipedismo en la evolución de los homínidos, ha supuesto una gran cantidad de modificaciones anatómicas que, por evolutivas, se estima que todavía no han concluido. En la pelvis femenina, la posición erecta favoreció una rotación interna de los huesos ilíacos, con un estrechamiento del diámetro anteroposterior del canal del parto, un cambio de orientación en la vagina, que pasó a formar un ángulo recto con la cavidad abdominal y un aumento del soporte musculoesquelético para compensar las fuerzas gravitatorias, el aumento de la presión intraabdominal y las modificaciones del sistema excretor.

El estrechamiento del diámetro anteroposterior de la pelvis y la angulación de la vagina han supuesto, desde ese momento, una dificultad en el proceso del parto en la especie humana.[1] Por este motivo, el feto debe adaptar la posición de la cabeza y los hombros durante el trayecto del canal del parto, para aprovechar los espacios de mayor tamaño y conseguir el descenso.

1 Embarazo y suelo pélvico

Durante la gestación, se producen una serie de cambios en el organismo de la mujer, algunos de los cuales son fácilmente perceptibles externamente. En cambio, las modificaciones que suceden en la musculatura, los nervios y los tejidos blandos del suelo pélvico son menos obvias y poco conocidas.[2] Éstas se deben a acciones hormonales y mecánicas del propio embarazo.

1.1 Cambios hormonales

1.1.1 Relaxina

La relaxina es una hormona peptídica sintetizada por el cuerpo lúteo y la placenta. Sus niveles aumentan hasta el segundo trimestre de gestación y descienden progresivamente en los primeros días tras el parto. Mediante una acción colagenolítica,[3] aumenta el recambio de la fibra de colágeno, que da mayor elasticidad y flexibilidad a los tejidos blandos como el cérvix y la vagina. En la zona pélvica, esto supone un aumento de la movilidad de las articulaciones sacroilíacas y la sínfisis púbica para conseguir un ensanchamiento de los diámetros de la pelvis y facilitar el parto.

Se han publicado múltiples trabajos sobre la relación de la relaxina con la incontinencia urinaria durante el embarazo y con la aparición de prolapso genital en el postparto, sin obtener ninguno de ellos resultados concluyentes.[4,5]

1.1.2 Progesterona

Hormona esteroidea sintetizada por el cuerpo lúteo y posteriormente por la placenta, que aumenta de forma progresiva a lo largo de toda la gestación. Su función más importante es la relajación de las fibras musculares. También provoca una estimulación de los receptores β adrenérgicos que antagoniza el efecto β adrenérgico de los estrógenos sobre el músculo liso uretral. Éste último se cree que ayuda a mantener la continencia de orina, por lo que dicho antagonismo de la progesterona podría también relacionarse con la incontinencia de orina durante el embarazo.[5]

1.2 Cambios mecánicos

El progresivo aumento de volumen uterino, junto con el incremento de peso del feto, provocan una distensión de los ligamentos suspensorios uterinos y una compresión sobre el suelo pélvico. Esto supone una elongación de la musculatura pélvica y un aumento del ángulo uretrovesical, lo cual condiciona una mayor apertura del cuello vesical que facilita la incontinencia urinaria durante el embarazo.[6]

Se ha estudiado el efecto de la fisioterapia prenatal del suelo pélvico, observando una menor incidencia de incontinencia urinaria en el postparto.[7,8]

El peso materno durante la gestación se ha identificado como un factor independiente para la persistencia de la incontinencia de orina postparto.[9]

La acción conjunta de la relaxina y la progesterona condiciona una debilidad estructural de la musculatura y las fascias, que junto con la compresión mecánica ejercida por el útero grávido, provocan un debilitamiento y disminución de la capacidad de contracción de los músculos del suelo pélvico, además de predisponer a la incontinencia urinaria durante el embarazo.

2 Parto y suelo pélvico

El parto es el resultado de la interacción entre la fuerza propulsora generada por las contracciones uterinas, el canal del parto y el feto. La bipedestación de los humanos supuso una modificación del canal óseo respecto a los cuadrúpedos, haciéndolo más angosto e irregular. Por este motivo, un feto a término debe presentar sus menores diámetros a lo largo del canal del parto, aprovechando los mayores diámetros que éste ofrece en cada trayecto, para conseguir el descenso. Durante todo el proceso, también se producen en el suelo de la pelvis una serie de modificaciones para permitir el paso fetal:

- Durante la primera fase del parto, las contracciones uterinas provocan la dilatación cervical.
- La segunda fase del parto se inicia cuando el cérvix está completamente dilatado y la cabeza fetal entra en contacto con la parte posterior del suelo pélvico. El paso de la cabeza fetal a través del canal del parto provoca, en mayor o menor medida:[10]

  - Distensión de las paredes vaginales y compresión vesicouretral.
  - Estiramiento y desgarro de la fascia pubocervical.
  - Compresión y estiramiento de la fascia rectovaginal.
  - Elongación del músculo elevador del ano.
  - Compresión del contenido del canal pudendo (vasos y nervios).

Todos estos efectos son deletéreos sobre el suelo de la pelvis, y son los que predispondrán a la mujer a padecer incontinencia urinaria o prolap-

Sección frontal de la pelvis

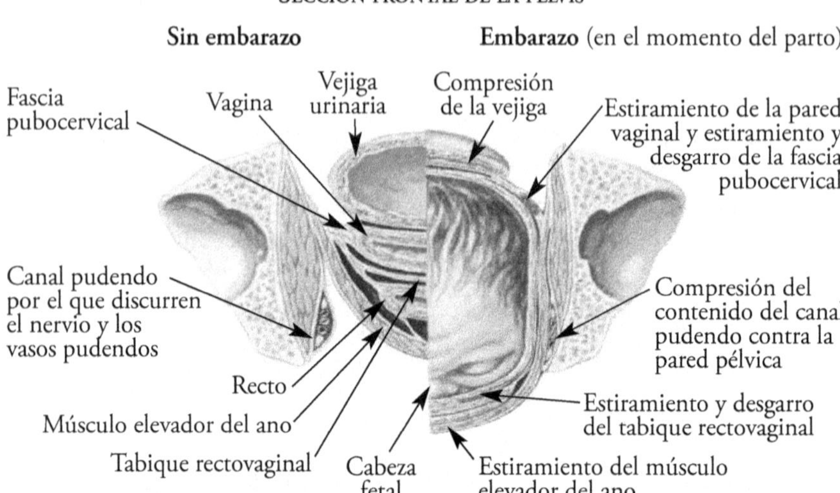

Figura 1. Efectos de la cabeza fetal sobre el canal del parto. Tomado de la colección Ciba.

so genital, pero el conocimiento del mecanismo por el cual se pueden lesionar las estructuras del suelo pélvico (fascia, músculos o nervios), durante el proceso del parto, es aún limitado.[11]

2.1 *Distensión de las paredes vaginales y compresión vesicouretral*

Se ha demostrado que la distensión vaginal provocada por el paso fetal provoca una disminución del flujo sanguíneo y una hipoxia del tejido vaginal, vesical y uretral. En la uretra y los tejidos vaginales, el flujo sanguíneo se recupera inmediatamente tras liberar la distensión, en cambio a nivel vesical la isquemia persiste hasta quince minutos tras la liberación de la compresión, que provoca una hipoxia en el músculo detrusor y el urotelio.[12,13]

2.2 *Estiramiento y desgarro de la fascia pubocervical*

Basándonos en la teoría integral de Petros,[14] la lesión de la fascia pubocervical produce un defecto en la zona central de la estructura del suelo pélvico, provocando un descenso de la pared vaginal anterior o cistocele. Mediante técnicas de imagen, como la ecografía transperineal o la resonancia magnética, se pueden estudiar estos defectos e incluso su relación con el parto.[15,16]

Existen estudios que demuestran un 100 % de desgarros en la fascia de mujeres primíparas frente a un 16 % en mujeres nulíparas.[17] Dichos desgarros son responsables del fallo en la «hamaca» que suspende la pared vaginal y comprime la uretra durante los esfuerzos, y con ello aumentan las posibilidades de provocar incontinencia urinaria.

2.3   Compresión y distensión de la fascia rectovaginal

La fascia rectovaginal, o de Denonvilliers, se extiende entre los pilares del recto hasta el plano del elevador del ano. Su lesión provoca defectos en el compartimento posterior, como enterocele o rectocele.

2.4   Elongación del músculo elevador del ano

Las lesiones del elevador del ano y del nervio pudendo y sus efectos sobre el suelo pélvico han sido ampliamente estudiadas.

El elevador del ano desempeña una doble función en el suelo de la pelvis: por un lado, favorece el soporte de los órganos abdominales; y por otro, contribuye a la apertura y al cierre de la uretra, la vagina y el ano. Su lesión se asocia a incontinencia urinaria de esfuerzo, incontinencia fecal y a prolapso genital.[18]

La elongación sufrida por el músculo durante la segunda fase del parto parece ser la responsable de las lesiones. El fascículo pubovisceral, que es el más corto y medial, es el que sufre mayor distensión, con un ratio de 3,26. El iliococcígeo, pubococcígeo y puborrectal sufren menor elongación, con un ratio de 2,73, 2,50 y 2,28, respectivamente. Todos estos valores se encuentran por encima del umbral tolerado, sin provocar lesiones, por la musculatura estriada, que es del 1,5.[19]

El momento de mayor riego para la lesión del músculo es durante la fase de coronación fetal, que es el momento de mayor estiramiento muscular.

Se ha demostrado que el daño por estiramiento es proporcional al tamaño de la cabeza fetal y está relacionado con una segunda fase de parto prolongada (> 8 h.), el uso de fórceps,[20] el índice de masa corporal y de edad materna.[21]

Existen múltiples estudios que comparan, mediante técnicas de imagen, el estado del músculo en mujeres nulíparas y primíparas. En un estudio realizado en mujeres primíparas mediante ecografía 3D translabial a los dos y seis meses postparto vaginal, Dietz[22] observa un 36 % de arrancamientos del músculo elevador del ano, relacionándose con la presencia de incontinencia urinaria a los tres meses del parto. De Lancey[23] compara mediante resonancia magnética el estado del elevador del ano en ciento sesenta mujeres primíparas frente a ochenta nulíparas, observando un 20 % de lesiones en el primer grupo y ninguno en el segundo. La lesión correspondía al fascículo pubovisceral en veintinueve casos, que se ha demostrado es el que sufre mayor estiramiento, y tres casos al iliococcígeo. De este 20 % de lesiones en el elevador del ano, el 71 % tenían incontinencia urinaria.

2.5 *Compresión del canal pudendo*

El nervio pudendo se origina en el plexo sacro y se encarga de la inervación motora del esfínter anal externo y la sensitiva de los genitales externos. Posee tres ramas terminales: el nervio rectal inferior, que inerva el

A
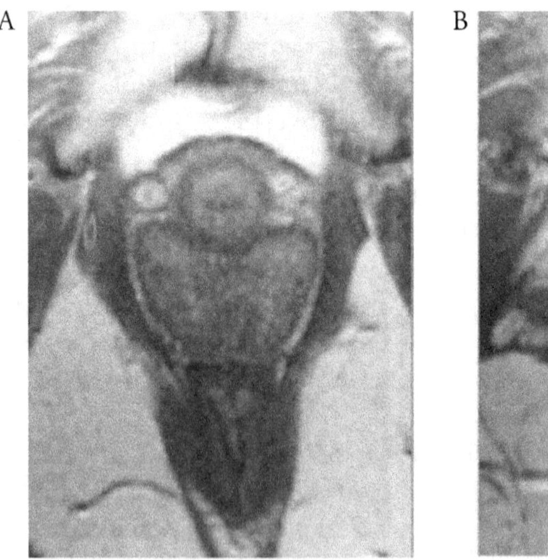
B
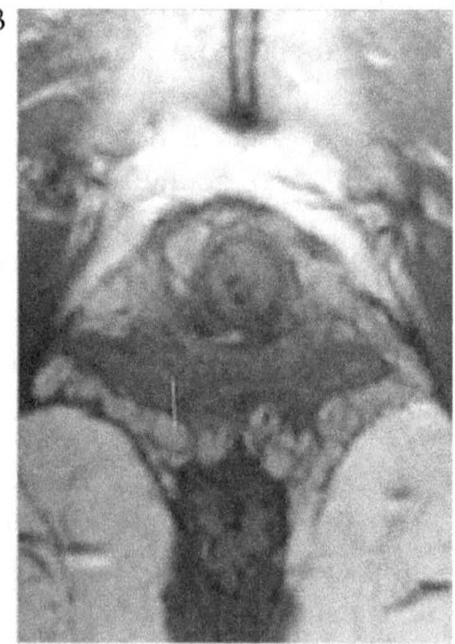

Figura 2. Elevador del ano mediante resonancia: a) íntegro en mujer nulípara; b) arrancamiento bilateral en primípara. Tomado de John O. De Lancey.

esfínter anal externo; el nervio perineal, que se encarga de la inervación del esfínter estriado uretral; y el nervio dorsal del clítoris.

Su lesión se asocia, entre otros síntomas, al desarrollo de incontinencia urinaria de esfuerzo.[24]

Durante la segunda fase del parto, existe un estiramiento de la rama perineal del nervio pudendo superior al 15 % del umbral necesario para producir una lesión permanente en el nervio apendicular periférico.[25] Este estiramiento es proporcional al grado de descenso perineal provocado por el paso fetal. Estudios mediante electrodiagnóstico sugieren, también, la existencia de cambios en la unidad motora del nervio pudendo tras el parto vaginal, los mismos que ocurren en las mujeres con prolapso genital o incontinencia de esfuerzo.

Conclusiones

El embarazo y el parto se reconocen como los principales factores favorecedores de los defectos en el suelo pélvico femenino, debido a las lesiones o el deterioro de músculos, nervios y tejidos faciales y conectivos de apoyo o sostén. El cambio a la posición erecta en la especia humana, sobre todo en la mujer, ha supuesto una serie de adaptaciones anatómicas progresivas de especial relevancia en los huesos pélvicos, la orientación del canal blando del parto y la especialización de algunos fascículos del músculo elevador del ano, como el puborrectal, para favorecer la continencia, en detrimento de otros como el coccígeo por la desaparición de la cola de los primates, etc.

El conocimiento de la anatomía funcional comparada y de estas progresivas adaptaciones, nos ayuda a comprender la génesis de aquellos defectos con la intención de prevenirlos, diagnosticarlos y tratarlos lo más precozmente posible. Basándonos en ello, comienza a existir evidencia para impulsar un cambio en la manera de parir, además de la prevención y el tratamiento precoz de las lesiones generadas tras el parto. Anatomía y fisiología caminan una vez más, de la mano, en perfecta interdependencia y, probablemente, en continua evolución.

Bibliografía

1. Weaver, T.; Hublin, J. (2009): «Neandertal birth canal shape and the evolution of human childbirth». *PNAS*; 20: 8151-56.
2. O'Boyle, A.L.; O'Boyle, J.D.; Calhoun, B.; Davis, G.D. (2005): «Pelvic organ support in pregnancy and postpartum». *Int. Urogynecol. J.*; 16: 69-72.
3. Bryant-Greenwood, G.D.; Kern, A.; Yamamoto, S.Y.; Sadowsky, D.W.; Novy, M.J. (2007): «Relaxin and the human fetal membranes». *Reprod. Sci.*; 14(8 Suppl): 42-45.
4. Harvey, M.A.; Johnston, S.L.; Davies, G. (2008): «Mid-Trimester serum relaxin concentrations and post-partum pelvic floor dysfunction». *Acta Obstet. et Gynecol.*; 87: 1315-21.
5. Kristiansson, P.; Samuelsson, E.; Von Schoultz, B.; Svartdsudd, K. (2001): «Reproductive hormones and stress urinary incontinence in pregnancy. *Acta Obstet. Gynecol. Scand.*; 80: 1125-30.
6. Wijma, J.; Weis Potters, A.E.; de Wolf, B.T.; Tinga, D.J.; Aarnoudse, J.G. (2001): «Anatomical and functional changes in the lower urinary tract during pregnancy». *BJOG*; 108(7): 726-32.
7. Mørkved, S.; Bø, K.; Schei, B.; Salvesen, K.A. (2003): «Pelvic floor muscle training during pregnancy to prevent urinary incontinence: a single-blind randomized controlled trial». *Obstet. Gynecol.*; 101(2): 313-19.
8. Hay-Smith, J.; Mørkved, S.; Fairbrother, K.A.; Herbison, G.P. (2008): «Pelvic floor muscle training for prevention and treatment of urinary and faecal incontinence in antenatal and postnatal women». *Cochrane Database Syst. Rev.* 8; (4): CD007471. Review.
9. Díez-Itza, I.; Ibáñez, L.; Arrue, M.; Paredes, J.; Murgiondo, A.; Sarasqueta, C. (2009): «Influence of maternal weight on the new onset of stress urinary incontinence in pregnant women». *Int. Urogynecol. J. Pelvic Floor Dysfunct.*; 20(10): 1259-63.
10. Ashton-Miller, JA.; De Lancey, O.L. (2009): «On the biomechanics of vaginal birth and common sequelae». *Annu. Rev. Biomed. Eng.*; 11: 163-76.
11. Parente, M.P.; Natal, Jorge R.M.; Mascarenhas, T.; Fernandes, A.A.; Martins, J.A. (2008): «Deformation of the pelvic floor muscles during a vaginal delivery». *Int. Urogynecol. J.*; 19: 65-71.
12. Cannon, T.W.; Wojcik, E.M.; Ferguson, C.L.; Saraga, S.; Thomas, C.; Damaser, M.S. (2002): «Effects of vaginal distension on urethral anatomy and function». *B. J. U. Int.*; 90(4): 403-07.
13. Damaser, M.S.; Whitbeck, C.; Chichester, P.; Levin, R.M. (2005): «Effect of vaginal distension on blood flow and hypoxia of urogenital organs of the female rat». *J. Appl. Physiol.*; 98(5): 1884-90.
14. Petros, P.; Woodman, P. (2008): «The Integral Theory of continence». *Int. Urogynecol.* J.; 19: 35-40.
15. Tunn, R.; Rieprich, M.; Kaufmann, O.; Gauruder-Burmester, A.; Beyersdorff, D. (2005): «Morphology of the suburethral pubocervical fascia in women with stress urinary incontinence: a comparison between histologic and MRI findings». *Int. Urogynecol. J. Pelvic Floor Dysfunct.*; 16(6): 480-86.
16. Costantini, S.; Esposito, F.; Nadalini, C.; Lijoi.;D, Morano, S.; Lantieri, P.; Mistrangelo, E. (2006): «Ultrasound imaging of the female perineum: the

effect of vaginal delivery on pelvic floor dynamics». *Ultrasound Obstet. Gynecol.*; 27(2): 183-87.

17. Reisinger, E.; Stummvoll, W. (2006): «Visualization of the endopelvic fascia by transrectal three-dimensional ultrasound». *Int. Urogynecol. J. Pelvic Floor Dysfunct.*; 17(2): 165-69.

18. Dietz, H.P. (2006): «Pelvic floor trauma following vaginal delivery». *Curr. Opin. Obstet. Gynecol.*; 18(5): 528-37.

19. Lien, K.C.; Mooney, B.; De Lancey, J.O.; Ashton-Miller, J.A. (2004): «Levator ani muscle stretch induced by simulated vaginal birth». *Obstet. Gynecol.*; 103(1): 31-40.

20. Krofta, L.; Otcenásek, M.; Kasíková, E.; Feyereisl, J. (2009): «Pubococcygeus-puborectalis trauma after forceps delivery: evaluation of the levator ani muscle with 3D/4D ultrasound». *Int. Urogynecol. J. Pelvic Floor Dysfunct.*; 20(10): 1175-181.

21. Kearney, R.; Miller, J.M.; Ashton-Miller, J.A.; De Lancey, J.O. (2006): «Obstetric factors associated with levator ani muscle injury after vaginal birth». *Obstet. Gynecol.*; 107(1): 144-49.

22. Dietz, H.P.; Lanzarone, V. (2005): «Levator trauma after vaginal delivery». *Obstet. Gynecol.*; 106(4): 707-12.

23. De Lancey, J.O.; Kearney, R.; Chou, Q.; Speights, S.; Binno, S. (2003): «The appearance of levator ani muscle abnormalities in magnetic resonance images after vaginal delivery». *Obstet. Gynecol.*; 101(1): 46-53.

24. Jiang, H.H.; Gustilo-Ashby, A.M.; Salcedo, L.B.; Pan, H.Q.; Sypert, D.F.; Butler, R.S.; Damaser, M.S. (2009): «Electrophysiological function during voiding after simulated childbirth injuries». *Exp. Neurol.*; 215(2): 342-48.

25. Lien, K.C.; Morgan, D.M.; De Lancey, J.O.; Ashton-Miller, J.A. (2005): «Pudendal nerve stretch during vaginal birth: a 3D computer simulation». *Am. J. Obstet. Gynecol.*; 192(5): 1669-76.

Capítulo 13

Episiotomía y desgarros perineales de 3.er y 4.º grado

M. Fillol, O. Porta

1   Anatomía del esfínter anal

El ano es la parte del intestino que conecta el recto con el exterior. El punto de separación del recto son las columnas de Morgagni.

La función fundamental del ano es permitir la defecación y mantener la continencia anal. Para ello dispone del esfínter del ano, en el que distinguimos dos partes (véase la figura 1):

- *Esfínter interno*. Cuyas fibras siguen la estructura de la musculatura lisa del recto y que es responsable del 70 % del tono anal en reposo.
- *Esfínter externo*. Cuyas fibras siguen la estructura de las fibras estriadas de la rama puborrectal del músculo elevador del ano. Su con-

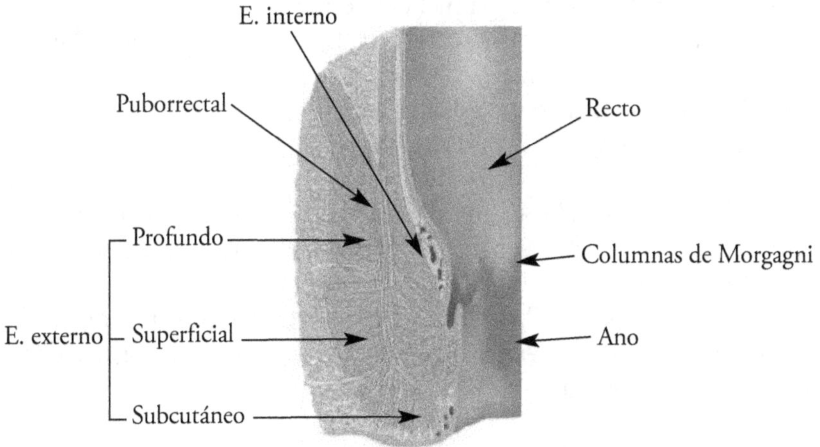

Figura 1. Esquema del esfínter del ano.

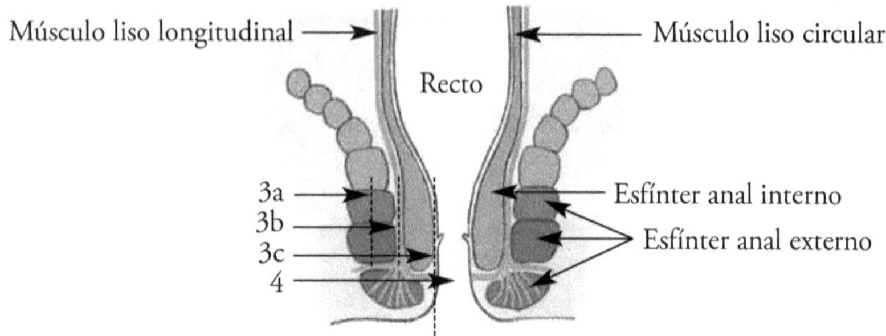

Figura 2. Clasificación de los desgarros de 3.ᵉʳ y 4.º grado (Sultan, RCOG).

tracción es voluntaria y mantiene el 30 % del tono anal. Se distinguen en él tres partes: subcutánea, superficial y profunda.

2   Clasificación de los desgarros perineales

Los desgarros perineales se pueden presentar tras la finalización de los partos por vía vaginal, tanto si son eutócicos como instrumentados.

Los desgarros perineales se clasifican en cuatro grados:

- *1.ᵉʳ grado.* Desgarro de la piel del periné.
- *2.º grado.* Desgarro de la piel y de la musculatura perineal, sin afectación del esfínter anal.
- *3.ᵉʳ grado.* Desgarro del esfínter anal.
- *4.º grado.* Desgarro del esfínter anal y de la mucosa rectal.

Los desgarros de 3.ᵉʳ y 4.º grado tienen una relación directa con la aparición de la incontinencia anal, mientras que esta relación no se encuentra en los desgarros de 1.ᵉʳ y 2.º grado.

El Royal College de Obstetricia y Ginecología (RCOG) completa esta clasificación con la subdivisión, propuesta por Sultan, del desgarro de tercer grado en tres subgrupos (véase la figura 2):

- Subgrupo 3a. Desgarro del esfínter externo, con una extensión menor del 50 %.

- Subgrupo 3b. Desgarro del esfínter externo con una extensión superior al 50 %.
- Subgrupo 3c. Desgarro del esfínter interno.

Esta subdivisión aporta un valor pronóstico. Los desgarros del subgrupo 3c presentan mayor riesgo de incontinencia anal que los del 3b, y a su vez, estos, mayor riesgo que los desgarros del 3a.

En caso de tener dudas con respecto al subtipo de desgarro, se recomienda siempre diagnosticar el más grave. Existen algunos tipos de desgarros de imposible clasificación: la lesión de la mucosa rectal, con integridad del esfínter anal puede condicionar complicaciones tales como las fístulas rectovaginales, por lo que es importante su visualización y sutura, sin poder darle un lugar en la clasificación.

3 Episiotomía

Incisión del periné, que comprende la piel, el plano muscular y la mucosa vaginal, y que es equivalente a un desgarro de 2.º grado.

Habitualmente, se secciona el músculo bulbocavernoso y el transverso superficial. Puede también seccionarse el músculo tansverso profundo o membrana perineal y ocasionalmente, la rama puborrectal del músculo elevador del ano (véase la figura 3).

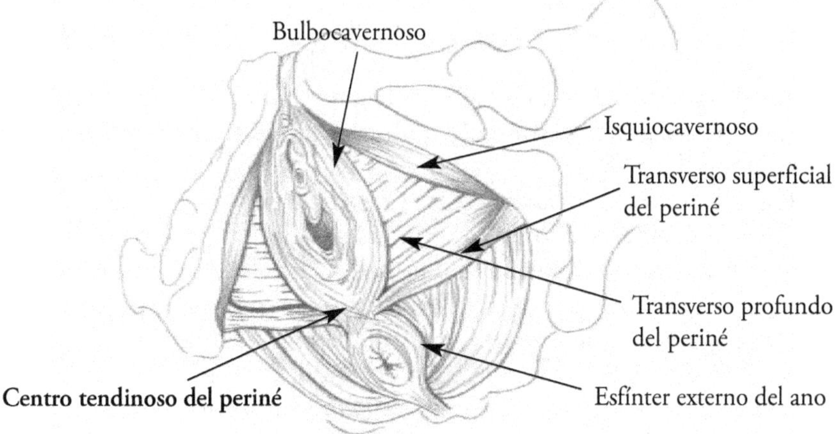

Figura 3. Músculos del periné superficial.

La práctica de la episiotomía no ha demostrado tener un efecto preventivo para evitar los desgarros perineales de 3.ᵉʳ y 4.º grado. Existe la recomendación de abandonar esta práctica sistemática, que ha demostrado condicionar mayor frecuencia de lesiones del esfínter anal, y mantener un uso selectivo en los casos necesarios.

3.1 Tipos de episiotomía

La episiotomía puede ser media y mediolateral:

- La episiotomía central o media es un factor de riesgo para la aparición de desgarros de 3.ᵉʳ y 4.º grado, por cuya razón debemos evitar su práctica cuando concurren otros factores de riesgo.
- La episiotomía mediolateral condiciona menor riesgo de lesión anal que la central, pero es muy importante considerar el ángulo de dicha episiotomía. Existen muchas episiotomías mediolaterales, cuyo ángulo es muy estrecho, pudiendo asociarse a desgarros de 3.ᵉʳ y 4.º grado. Se ha comprobado que por cada 5.º que aumentemos el ángulo de la incisión de la episiotomía mediolateral, disminuimos el riesgo relativo de lesión del esfínter anal un 50 %.

3.2 Momento de realización de la episiotomía

Los músculos del suelo pélvico se disponen en dos planos en el espacio. El plano profundo, que ocupa el músculo elevador del ano, cuya rama puborrectal contacta con las paredes lateral y posterior de la vagina; y el plano superficial, con el músculo bulbocavernoso, transverso superficial y profundo del periné.

Cuando la cabeza fetal progresa por el canal del parto, distiende y rebasa progresivamente a los músculos. Si la episiotomía se realiza cuando la cabeza corona, se seccionarán los músculos del plano superficial, ya que los músculos del plano profundo han sido superados por la presentación (véase la figura 4). Mientras que si se realiza con la cabeza en tercer plano, existe el riesgo de lesionar el músculo elevador del ano. Debe recomendarse practicar la episiotomía con la cabeza en 4.º plano, coronando.

El desgarro del músculo elevador del ano se relaciona con la aparición del prolapso, sobre todo si es un desgarro completo de la rama puborrectal.

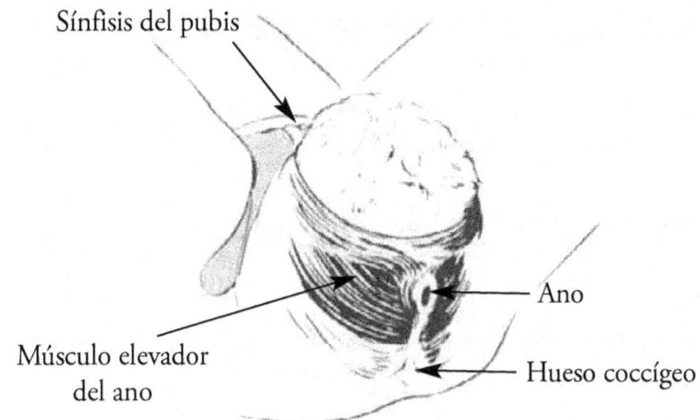

Figura 4. Representación de la calota fetal coronando. Músculos del plano superficial expuestos a una posible episiotomía, mientras que el plano muscular profundo (músculo elevador) ha sido ya rebasado por la presentación.

4 Factores de riesgo para los desgarros de 3.ᵉʳ y 4.º grado

Se han identificado los factores de riesgo para la aparición de los desgarros anales que mostramos en la siguiente tabla:

Factores de riesgo	Incremento de riesgo
Peso fetal > 4.000 g	2 %
Forceps	3 %
Distocia de hombros	4 %
Episiotomía media	3 %
Nuliparidad	4 %
Presentación occipito-posterior	3 %
Período expulsivo > 1 hora	4 %
Inducción del parto	2 %
Anestesia epidural	2 %

Algunos de estos factores los podemos modificar durante nuestra atención al parto, como es la instrumentación del mismo mediante la vacuoextracción, en lugar del fórceps; o la práctica de la episiotomía mediolateral, en lugar de la media. Otros factores son inherentes al parto y no se pueden modificar.

Aunque los partos con factores de riesgo son los que con mayor frecuencia presentan desgarros anales, no debemos olvidar que el 43 % de las lesiones anales se presentan en partos eutócicos.

5   Incidencia. Lesiones ocultas

Los desgarros de 3.er y 4.º grado aparecen con una frecuencia que oscila entre un 0,4 y un 5 %. La gran diferencia de frecuencias se justifica por dos condicionantes:

- Los *factores de riesgo del parto*, descritos en el epígrafe anterior.
- La *capacidad diagnóstica del equipo obstétrico*. Se ha comprobado que cuando un equipo obstétrico mejora su nivel de formación, aumenta la tasa de detección de desgarros de 3.er y 4.º grado diagnosticados intraparto.

Las lesiones del esfínter anal se pueden diagnosticar clínicamente o mediante ecografía endoanal. Mediante la ecografía, la tasa de lesiones alcanza cifras superiores a las obtenidas en la clínica. La frecuencia llega hasta un 35 % en las primíparas y a un 44 % en las multíparas, aunque se ha visto que gran parte de estas lesiones cursan asintomáticas.

6   Técnica de reparación

Para la correcta identificación de los desgarros se debe colocar a la paciente en posición de litotomía, con una buena fuente de luz, con el periné aseptizado con clorexidina, el útero bien contraído y una adecuada analgesia.

Debemos disponer de un kit adecuado de material de suturas, con pinzas de disección, tijeras de Mayo y de Metzenbaum, pinzas de Allis, mosquitos, portaagujas y un separador.

Se debe realizar un tacto rectal con el dedo índice y revisar la integridad del esfínter con el dedo pulgar, mediante un deslizamiento por toda la extensión del esfínter. Para la correcta identificación, debemos tener un buen conocimiento anatómico y recordar que el esfínter externo tiene un aspecto similar a la carne «roja», mientras que el esfínter interno se asemeja a la carne «blanca». No debemos olvidar que cuando hay una ruptura completa del esfínter externo, sus cabos pueden retraerse, por lo que deben localizarse mediante las pinzas de Allis.

- **Desgarros de 1.ᵉʳ grado**
  No es necesario suturar los bordes de la piel si están unidos, pero si permanecen separados sí. La sutura intradérmica de la piel condiciona menos dolor a los 10 días de la intervención, aunque a largo plazo no se han identificado diferencias entre la sutura continua y los puntos sueltos.

- **Desgarros de 2.º grado**
  Debe iniciarse la sutura en los planos profundos, hasta llegar a los superficiales. La sutura puede realizarse con puntos sueltos o mediante sutura continua, sin haberse encontrado ninguna diferencia funcional o estética entre ambas. Es muy importante identificar el posible desgarro de la rama puborrectal del elevador del ano, en cuyo caso se visualiza grasa entre sus fibras (procedente de la fosa isquiorrectal). En este caso, deben suturarse las fibras musculares hasta obtener una continuidad que cubra la grasa descrita.

- **Desgarros de 3.ᵉʳ grado**
  Se deben suturar el esfínter externo y el interno por separado, con suturas sin tensión. La sutura del esfínter externo puede llevarse a cabo mediante una sutura termino-terminal (*end-to-end*) en la que un cabo se enfrenta al otro, o mediante un solapamiento (*over-lap*) (véase la figura 5), en que un extremo monta sobre el otro. La sutura con solapamiento puede resultar de difícil realización en determinados desgarros. Cuando se comparan los resultados entre ambas técnicas, Fernando, en una revisión de la librería Cochrane, no encuentra diferencias clínicas, ni de calidad de vida, a los doce meses de la sutura; aunque sí encuentra menores síntomas de incontinencia fecal y de urgencia, con la sutura por solapamiento. Otros estudios aleatorizados, como el de García *et al.*, no encuentra diferencias entre ambas a los tres meses de seguimiento. De cualquier forma, es muy importante la experiencia del cirujano, no existiendo una recomendación de ninguna técnica. En el esfínter interno, es muy difícil la sutura mediante solapamiento. Cuando se trata de una cirugía diferida para la incontinencia anal, los cirujanos coloproctólogos prefieren la técnica del solapamiento.

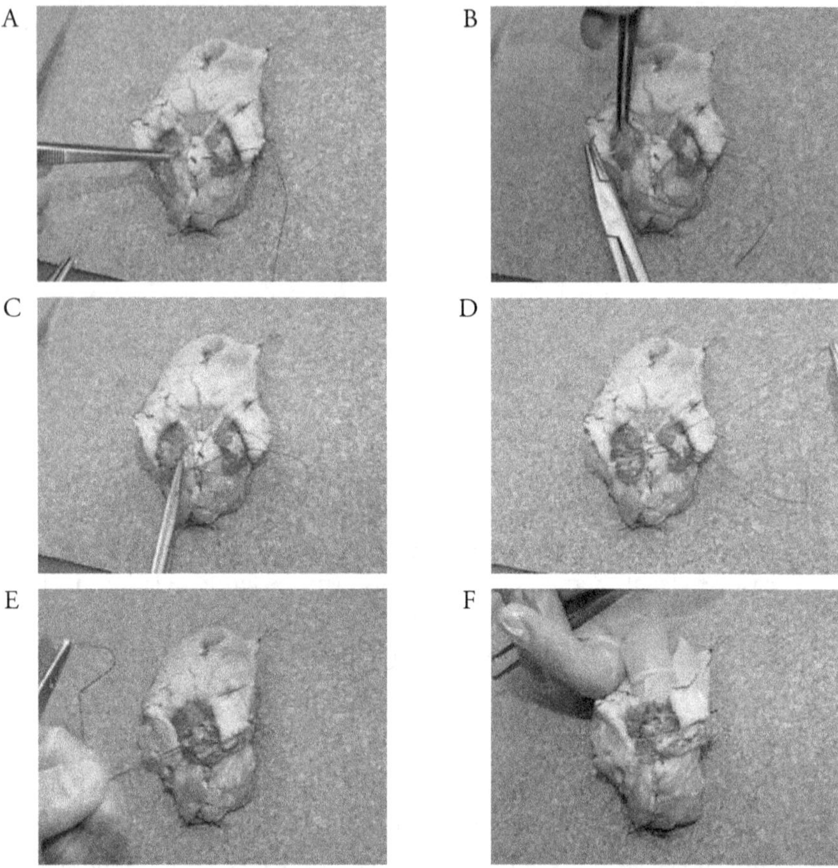

A. Inicio de la sutura de fuera hacia adentro, alejada del margen del desgarro.
B. Se continúa de nuevo de fuera hacia adentro en el otro extremo, cerca del margen del desgarro.
C. Paso de dentro hacia fuera cerca del margen, con salida paralela al punto anterior.
D. Paso de dentro hacia fuera en el primer extremo del desgarro, alejados del margen y con salida paralela a la primera entrada.
E. Al anudar, se produce el solapamiento.
F. Segunda fila de sutura del extremo solapado sobre su opuesto. Sutura finalizada.

Figura 5. Secuencia de sutura del esfínter externo en solapamiento u overlap *en modelo animal (esfínter de cerdo).*

- ## Desgarros de 4.º grado

  La reparación debe iniciarse en la mucosa rectal, suturándola con puntos sueltos, quedando el nudo en la luz intestinal. Se realiza de este modo para evitar la mayor reabsorción de material, cuando se entierran los puntos. También es válida la sutura continua intradérmica, cuya reabsorción de material es semejante.

Si observamos una lesión de la mucosa rectal, sin rotura del esfínter anal, debemos hacer la reparación transvaginal de la mucosa.

6.1　Material de sutura

Las suturas de los desgarros de 1.ᵉʳ y 2.º grado deben realizarse con poliglactina de reabsorción rápida (Vicryl®), por sus mejores resultados a corto y largo plazo.

En las suturas de los desgarros de 3.ᵉʳ y 4.º grado, tanto el esfínter externo como el interno se deben realizar con monofilamento absorbible de larga duración, como es la polidiaxona de 3/0 (PDS®), con el objetivo de evitar el riesgo infeccioso. Aunque en estudios aleatorizados no se han encontrado diferencias con el uso de la poliglactina (Vicryl®).

6.2　Cuidados intra y postoperatorios

El RCOG recomienda los antibióticos de amplio espectro para disminuir el riesgo de infección, con bajo nivel de evidencia. Necesitamos ensayos aleatorizados para incrementar dicho nivel de evidencia.

Se puede recomendar una pauta similar a la siguiente:

- Desgarro 3.ᵉʳ parcial (3a o 3b): metronidazol 500 mg (iv) + cefazolina 2 g (iv) en unidosis intraoperatoria (para cubrir el espectro de los anaerobios).
- Desgarro 3.ᵉʳ total (3c) o de 4.º: misma pauta anterior, seguida de cefuroxima 250 mg/12 h. (vo) + metronidazol 500 mg/8 h. (vo) durante 5-7 días.

  En caso de alergia a betalactámicos, puede utilizarse clindamicina 900 mg/8 h. + eritromicina 500 mg/6 h. o ciprofloxacino 500 mg/12 h. (este último mejor evitarlo si lactancia materna).

Es importante una correcta analgesia durante el postparto, ya que el grado de dolor está relacionado con el grado de lesión. Algunas medidas físicas, como el frío local, pueden resultar efectivas.

Se recomienda el uso de laxantes, para evitar dehiscencias que pudiesen ser condicionadas por la impactación fecal. Un estudio aleatorizado, que compara la dieta laxante con la astringente, encuentra menos dolor y menor estancia hospitalaria con la dieta laxante.

Se recomienda la rehabilitación de la musculatura del suelo pélvico a partir de la 6.ª semana de la reparación.

En el caso de que a pesar de la rehabilitación de la musculatura, persistan los síntomas de incontinencia anal, debe remitirse al coloproctólogo para iniciar un estudio con ecografía endoanal y manometría, con vistas a un tratamiento específico y la posible reparación quirúrgica secundaria.

7   Prevención de los desgarros de 3.ᵉʳ y 4.º grado

Los puntos preventivos relevantes identificados son:

- *El masaje perineal durante la gestación,* que ha condicionado mayor número de mujeres con el periné intacto postparto, sin haberse detectado una disminución de los desgarros del esfínter anal, ni diferencias clínicas a los dos meses del parto.
- *La rehabilitación de la musculatura del suelo pélvico durante el embarazo* disminuye el número de expulsivos prolongados y de episiotomías. Sin embargo, en otros estudios no se ha encontrado ningún efecto en los resultados del parto.
- *La mejor protección del periné* se consigue ralentizando la expulsión del feto, lo cual favorece la elasticidad de las estructuras del suelo pélvico y procurando que dicha expulsión se produzca entre dos contracciones.
- *La práctica de la episiotomía selectiva* preferentemente mediolateral, con un ángulo de incisión suficientemente alejado del esfínter.
- *La instrumentación del parto mediante vacuoextracción* es preferible al fórceps, por condicionar menor tasa de desgarros de 3.ᵉʳ y 4.º grado.

8   Seguimiento

Es muy importante efectuar un correcto seguimiento de todas las pacientes que hayan sufrido un desgarro de grado 3.ᵉʳ o 4.º durante el parto. La primera visita suele recomendarse a las 6-8 semanas postparto. Por un lado, debe llegarse a un diagnóstico correcto del resultado tras el parto, mediante anamnesis, exploración física y, si procede, ecografía endoanal y manometría anorrectal. Por otro, basándose en la evaluación anterior, debe ofrecerse tratamiento (si procede) y consejo respecto a la conducta que hay que seguir en futuros embarazos. Datos provenientes de encuestas en España sugieren que el seguimiento de las pacientes con esta lesión es escaso.

9   Partos tras desgarros de 3.ᵉʳ y 4.º grado

Si la mujer queda gestante tras un desgarro de 3.ᵉʳ o 4.º grado debemos hacer una serie de recomendaciones:

- *Recomendaremos un parto vaginal,* si la mujer es continente y permanece asintomática. El riesgo de presentar una nueva lesión del esfínter anal oscila entre un 3,6 y un 7,2 %, pero la práctica de una cesárea no se justifica por no rebajar significativamente el riesgo que tiene el parto vaginal. No existe evidencia de que la episiotomía la proteja de una nueva lesión.

  Si la mujer presenta síntomas de incontinencia anal, un nuevo embarazo puede aumentar la intensidad de sus síntomas. El RCOG ofrece la posibilidad de una cesárea, sin ningún nivel de evidencia; pero se puede plantear la posibilidad de un parto vaginal y posteriormente completar el estudio y la cirugía.
- *Recomendaremos una cesárea,* si la mujer ha presentado una incontinencia anal postparto, que con una cirugía se ha solventado.

Bibliografía

1. Andrews, V.; *et al.* (2006): «Occult anal sphincter injuries-myth or reality?» *BJOG*; 113: 195-200.
2. Borello-France, D.; Burgio, K.L.; Richter, H. E.; Zyczynski, H.; Fitzgerald, M.P.; Whitehead, W.; Fine, P.; Nygaard, I.; Handa, V.L.; Visco, A. G.; Weber, A. M.; Brown, M. B.; for the Pelvic Floor Disorders Network. (2006): «Prevalence of fecal and urinary incontinente after childbirth: the Childbirth and Pelvic Symptons (CAPS)». *Study Obstet. Gynecol.*; 108: 863-67.
3. Buppasiri, P.; Lumbiganon, P.; Thinkhamrop, J.; Thinkhamrop, B. (2005): «Antibiotic prophylaxis for fourth-degree perineal tear during vaginal birth». *Cochrane Database Syst. Rev.*; (4): CD005125.
4. Dandoluo, V.; Chatwani, A.; Harmanli, O.; *et al.* (2005): «Risks factors for obstetrical anal sphincter lacerations». *Int. J. Urogynecol. Pelvic Floor Dysfunct.*; 16: 304-59.
5. Dietz, H.P. (2007): «Levator trauma in labor: a challenge for obstetricians, surgeons and sonologists». *Opinion. Ultrasound Obstet. Gynecol.*; 29: 368-71.
6. Engel, A.F.; Kaqmm, M.A.; Sultan, A.H.; Bartram, C.I.; Nicholls, R.J. (1994): «Anterior anal sphincter repair in patients with obstetrics trauma». *Br. J. Surg.*; 81: 1231-34.
7. Eogan, M.; Daly, L.; O'Connell, P.R.; O'Herlihy, C. (2006): «Does the angle of episiotomy affect the incidence of anal sphincter injury?». *BJOG*; 113: 190-94.
8. Faridi, A.; *et al.* (2002): «Anal sphincter injury during vaginal delivery-an argument for cesarean section on request?». *J. Perinat. Med.*; 30: 379-87.
9. Fernando, R.; Sultan, A.H.; Kettle, C.; Thakar, R.; Radley, S. (2009): «Methods of repair for obstetric anal sphincter injury». *Cochrane Database Syst. Rev.*; (3): CD002866.
10. Fernando, R.J.; Sultan, A.H.; Kettle, C.; Radley, S.; Jones, P.; O'Brien, S. (2006): «Repair techniques for obstetric anal sphincter injuries. A randomized controlled tria»l. *Obstet. Gynecol.*; 107: 1261-68.
11. García, V.; Rogers, R.G.; Kim, S.S.; Hall, R.J.; Kammerer-Doak, D.N. (2005): «Primary repair of obstetric anal sphincter laceration: a randomized trial of two surgical tehniques». *Am. J. Obstet. Gynecol.*; 192: 1697-701.
12. Goh, J.; Carey, M.; Tjandra, J. (2004): «Direct end-to-end or overlapping delayed anal sphincter repair for anal incontinence study». *Neurourol. Urodyn.*; 23: 412-14.
13. Groom, K.M.; Paterson-Brown, S. (2002): «Can we improve on the diagnosis of trerd degree tears?». *Eur. J. Obstet. Gynecol. Reprop. Biol.*; 101: 19-21.
14. Kettle, C.; Johanson, R.B. (2009): «Suturas continuas *versus* suturas interrumpidas para la reparación del periné». *The Cochrane Library*.
15. Larrañaga Azcárate, C.; García Mutiloa, M.A.; Lapeña Calavia, S.S.; Pérez Rodríguez, A.F.; Ezcurra Irure, R.; Ezcurdia Gurpegui, M.A. (2005): «Tasa y factores de riesgo para el desgarro del esfínter anal: análisis de más de 10.000 partos vaginales simples cefálicos consecutivos». *Prog. Obstet. Ginecol.*; 48 (Supl 2): 1168-71.
16. London-Schimmer, E.E.; García-Duperly, R.; Nicholls, R.J.; Ritchie, J.K.; Hawley, P.R.; Thomson, J.O. (1994): «Overlapping anal sphincter

repair faecal incontinence due to spincter trauma: five-year follow-up fuctional results». *Int. J. Colorect. Dis.*; 9: 110-13.

17. Lowder, J.; Burrows, L.J.; Krohn, M.A.; Weber, A.M. (2007): «Risks factors for primary and subsequent anal sphincter lacerations: a comparison on of cohorts by parity and prior mode of delivery». *Am. J. Obstet. Gynecol.*; 196.

18. Mahony, R.; Behan, M.; O'Herlihy, C.; O'Connell, P.R. (2004): «Randomized clinical trial of bowel confinement vs. laxative use after primary repair of a third degree obstetric anal spincter tear». *Dis Colon Rectum*; 47: 12-17.

19. National Collaborating Centre for Women's and Children's Health. (2007): «Intrapartum care. Care of healthy women and their babies during childbirth». Clinical Guideline. RCOG Press. London.

20. Nelson, R.; Westercamp, M.; Furner, S. (2006): «A systematic review of the efficacy of cesarean section in the preservation of anal incontinence». *Dis Colon Rectum*; 49: 1587-95.

21. Norderval, S.; Markskog, A.; Rossak, K.; Vonen, B. (2008): «Correlation between anal sphincter defects and anal incontinente following obstetric sphincter tears: assesment using scoring systems for sonographic classification of defects». *Ultrasound Obstet. Gynecol.*; 31: 78-84.

22. Royal College of Obstetricians and Gynecologist. *Green-top Guideline* n° 29. March 2007.

23. Sultan, A.H.; Thakar, R. (2007): «Third and fourth degree tears». En Sultan, A.H.; Thakar, R.; Fenner, D.E. (editores) *Perineal and anal sphintec trauma*. Springer-Verlag. London: 13-19.

24. Sultan, A.H.; Monga, A.K.; Kumar, D.; Stanton, S.L. (1999): «Primary repair of obstetric anal sphincter rupture using the overlap technique». *BJOG*; 106: 318-23.

25. Sultan, A.H.; Thakar, R. (2002): «Lower genital tract and anal sphincter trauma. Best pract». *Res. Clin. Obstet. Gynecol.*; 16: 99-115.

26. Williams, A.; Adams, E.J.; Tincello, D.H.; Alfirevic, Z.; Walkinshaw, S.A.; Richmond, D.H. (2006): «How to repair an anal injury after vaginal delivery. Results of a randomized controlled tria». *BJOG*; 113: 201-07.

Capítulo 14

Bases anatómicas de la disfunción sexual en mujeres con problemas uroginecológicos

M. Espuña, M. Puig

Introducción

Los profesionales que atienden a mujeres con problemas de suelo pélvico, tienen perfectamente integrado que su objetivo principal es la mejoría de la calidad de vida de estas pacientes y están acostumbrados a analizar el balance riesgo-beneficio de los tratamientos desde la perspectiva de la calidad de vida.[1]

Problemas uroginecológicos como la incontinencia de orina, el prolapso genital y la incontinencia anal, pueden causar alteraciones físicas (denervación, laxitud, etc.) y también problemas emocionales (mala imagen corporal) que pueden estar en la base fisiopatológica de la disfunción sexual en las mujeres que los padecen. Según datos procedentes del estudio de Pauls *et al.* (2006), en un grupo de mujeres con problemas uroginecológicos que manifestaban ser sexualmente activas y que contestaron el cuestionario FSFI para evaluar su función sexual, el 64 % podía considerarse que tenían algún tipo de disfunción sexual asociada.[2]

Parece lógico, pues, que en este contexto, se incluya la evaluación de la actividad, y la función sexual, máxime cuando no solamente la patología en si misma, sino también los tratamientos indicados para corregir la incontinencia de orina, el prolapso genital, etc., pueden tener un impacto (positivo o negativo) en la vida sexual de las mujeres y sus parejas.

Es imprescindible investigar las posibles causas de las disfunciones *de novo* que aparecen, en algunas mujeres, tras la aplicación de las diversas forma de tratamiento. Para ello, es fundamental tener buen conocimiento de los elementos anatómicos que participan, de una forma u otra, en la fisiología de la función sexual femenina.

1 Algunos aspectos de la anatomía genital relacionados con la función sexual femenina

La relación sexual conlleva una serie de cambios físicos y psicológicos que se traducen en percepciones sensoriales placenteras que suponen una fuerte motivación a repetir. La relación sexual genera unos cambios hormonales, neurofisiológicos y hemodinámicos que se manifiestan de forma específica en el área genital. En la mujer los principales cambios tienen lugar en los genitales externos (vulva) y la vagina.

1.1 *Vulva y vagina como elementos anatómicos de la respuesta sexual femenina*

Existen una serie de estructuras anatómicas situadas en los genitales femeninos que, por su rica vascularización y por su importante inervación sensorial, tienen un papel clave en la respuesta sexual: el clítoris, los bulbos vestibulares (bulbos del clítoris), los labios menores, la parte distal de la vagina y la uretra. Estos órganos forman un conjunto en forma de pirámide con el vértice superior que vendría representado por el clítoris y que está situado bajo la sínfisis del pubis, los bulbos vestibulares y los labios menores a ambos lados y la zona del introito vaginal y la uretra en la base (véase la figura 1). Estas estructuras tienen en común una rica vascularización, con espacios sinusoidales, que permiten el gran aflujo de

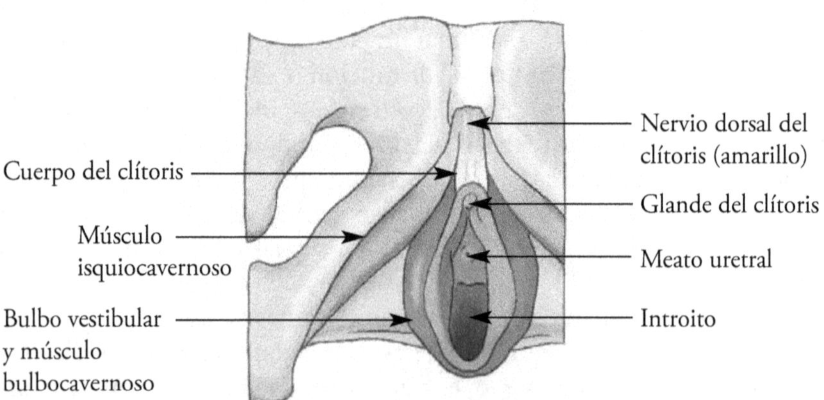

Figura 1. Elementos anatómicos de los genitales externos.

sangre durante la relación sexual y tienen además una inervación sensorial, que permite una gran sensibilidad a la estimulación sexual (receptores al tacto y a la vibración).

El cuerpo del clítoris está formado por los dos cuerpos cavernosos y el glande. Los cuerpos cavernosos formados por tejido trabecular (eréctil), en su extremo posterior, se separan lateralmente y se fijan al borde inferior de las dos ramas isquiopubianas. En su extremo anterior, los cuerpos cavernosos del clítoris se relacionan con el glande, que también contiene tejido eréctil. Los labios menores son la porción más externa de la vagina y la uretra. Los bulbos vestibulares son dos estructuras globulares que se encuentran por debajo de los labios menores.

La vagina es un conducto aplanado, cerrado en su extremo proximal por el fondo vaginal posterior y el cérvix uterino. En su porción más distal, las caras posteriores y los bordes laterales están rodeados por los potentes músculos del suelo pélvico, siendo especialmente importante la rama pubovaginal del músculo pubococcígeo. La cara anterior de la vagina se relaciona en su mitad superior con la vejiga urinaria y entre ambos órganos se interpone la fascia endopélvica (fascia visceral). En su mitad más distal, la pared vaginal anterior esta íntimamente unida a la uretra.

Las paredes vaginales están formadas por una capa de fibras musculares lisas y elásticas, recubierta por la fascia endopélvica. Esta capa de tejido muscular permite su contracción durante el coito, que se produce como respuesta a la estimulación del clítoris. Estudios experimentales han demostrado que la estimulación del clítoris genera actividad electromiográfica en la pared vaginal.[3] La superficie de la cavidad vaginal está recubierta de una mucosa formada de epitelio estratificado escamoso no queratinizado. La superficie de la vagina se encuentra permanentemente humedecida, por una película líquida que está formada por un transudado plasmático procedente de los abundantes capilares que se hallan bajo la mucosa vaginal. Entre el epitelio y el tejido muscular de la pared vaginal hay también abundantes terminaciones nerviosas, con neurotransmisores de diverso tipo (VIP, óxido nítrico, etc.) que tienen un papel importante en la respuesta sexual. La inervación sensorial de la vagina se concentra en su parte más distal y de forma especial en la pared anterior, siendo esta zona un área especialmente sensible a los estímulos de la presión y el movimiento durante el coito. Investigaciones recientes demuestran que la sensibilidad especial de esta zona se explica en parte por su proximidad con la raíz del clítoris.[4]

1.2   Músculos del suelo pélvico como elementos anatómicos de la respuesta sexual femenina

Las funciones principales de los músculos del suelo pélvico son proporcionar soporte a los órganos pélvicos y contribuir a la función de control voluntario de la micción y defecación. Estos músculos contribuyen a prevenir la incontinencia de orina facilitando el mecanismo uretral de cierre voluntario y el cierre del esfínter anal. La función de estos músculos en la respuesta sexual de la mujer no ha sido investigada en profundidad. Arnold Kegel, en 1952, publicó su teoría acerca de que la disfunción sexual femenina podía en parte ser debida a la debilidad de los músculos del suelo pélvico. Desde entonces, se ha considerado que la hipotonía de estos músculos tendría un impacto negativo en la respuesta sexual de la mujer.[5] (Véase la figura 2.)

Desde el punto de vista de la fisiología de la respuesta sexual, se acepta que la contracción de los músculos del suelo pélvico se considera crucial para que la mujer consiga una excitación y la respuesta orgásmica adecuada en la actividad coital. Se considera que la respuesta sexual femenina está favorecida básicamente por la contracción durante el coito del pubococcígeo y del ileococcígeo, aunque también los músculos más superficiales del periné tienen un papel en la respuesta sexual; de forma especial, el músculo isquiocavernoso está fuertemente unido a la base del clítoris.[6]

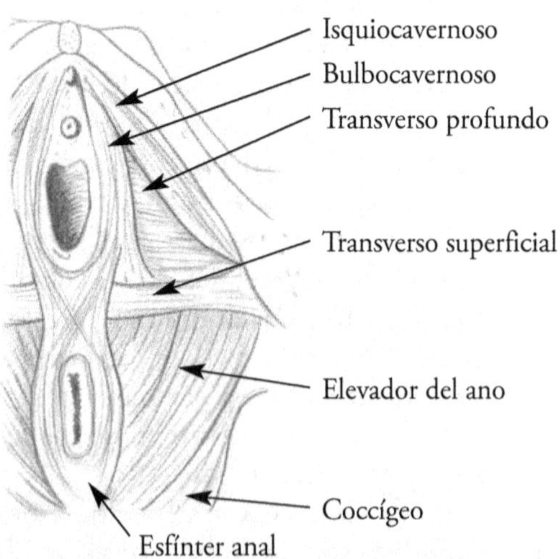

Figura 2. Músculos del suelo pélvico.

Estudios recientes indican que la rehabilitación de estos músculos puede tener un papel importante en la mejoría de la función sexual de la mujer en lo referente a la excitación y al orgasmo.[7] El mecanismo por el cual este tipo de tratamiento podría actuar sería aumentando la concienciación de la existencia de estos músculo, su capacidad de contracción y relajación y la sensibilidad propioceptiva. La mejoría del tono y la elasticidad del introito vaginal también podrían tener un impacto positivo en la función sexual.

1.3 Inervación de los genitales

Los cambios que se producen en los genitales durante la relación sexual están mediados por una serie de reflejos neurológicos dependientes del sistema nervioso neurovegetativo y del somático. Estos reflejos están modulados por factores hormonales, emocionales, etc. Los elementos anatómicos de los genitales femeninos están inervados por fibras del sistema nervioso simpático y parasimpático.

La fibras del simpático proceden del plexo hipogástrico y tienen su origen en la columna intermedia lateral de la médula toracolumbar (T11 a L2), su activación produce vasoconstricción de los órganos eréctiles y de la vagina. Las fibras del sistema nervioso parasimpático se originan en la médula sacra (S2-S4), forman los nervios pélvicos y erectores, cuya activación produce vasodilatación de los órganos eréctiles y lubrificación de la vagina; esta activación está mediada por la liberación de óxido nítrico y VIP.

La inervación somática corre a cargo fundamentalmente del nervio pudendo, cuyas fibras parten de las raíces sacras S2-S4. El nervio pudendo, una vez sale del canal de Alcok, se divide en sus tres ramas terminales: ramas perineales, ramas rectales y nervio dorsal del clítoris (NDC). El nervio pudendo es el responsable de la inervación de los músculos estriados que participan en la respuesta orgásmica y de la inervación sensitiva de la zona genital, cuyas fibras están en mayor densidad en el glande del clítoris. La pared vaginal está también inervada por fibras procedentes del pudendo, sobre todo en su tercio externo y en la pared vaginal anterior.

2   Cambios fisiológicos asociados a la relación sexual

Durante la excitación sexual el suministro de sangre a la vagina aumenta rápidamente, lo que facilita la lubricación vaginal por transudación. El flujo de sangre aumentado y la reducción en el drenaje venoso producen la vasocongestión y la ingurgitación de los genitales externos y la tumescencia del clítoris. Esta respuesta sexual física puede medirse como resultado de diferentes estímulos; el método más utilizado es la medida del flujo de sangre vaginal durante el estímulo sexual visual por películas eróticas. La tumescencia del clítoris y la vasocongestión genital pueden ser visualizadas por ultrasonografía y resonancia magnética. Para estas investigaciones es necesario disponer de una infraestructura que permita aplicar el estímulo sexual visual en el lugar donde se realiza la prueba. La lubricación vaginal consecutiva a la excitación se mide de forma indirectamente por el aumento del nivel de pH en el fluido vaginal.[8-12]

En los estudios en los que se analiza los cambios vasculares consecutivos a un estímulo visual erótico es posible medir y cuantificar estos cambios tanto en el flujo sanguíneo como en el pH vaginal; no obstante, se ha demostrado que muchas mujeres no perciben estos cambios, es decir, que su estado de excitación subjetivo no se correlaciona con los cambios en la congestión genital observados. La conclusión de algunos de estos estudios es que la mayoría de las mujeres pueden comenzar una relación coital sin el nivel de excitación subjetiva suficiente, pero sin que por ello sientan dolor o molestia con el coito, y que la excitación subjetiva puede despertarse durante el encuentro sexual.[13] Parece, pues, fundamental analizar el impacto que la cirugía del prolapso y la incontinencia puedan tener sobre la fisiología de la respuesta sexual y profundizar en el conocimiento de los casos en que después de la cirugía, aparecen problemas en la actividad y función sexual que antes no existían.

2.1 Impacto en la actividad y función sexual de la cirugía correctora de la IUE y del prolapso genital

Los buenos resultados anatómicos en la cirugía de suelo pélvico no siempre se corresponden con una buena funcionalidad vesical y anorrectal. En lo referente a la función sexual, hay que considerar que las posibles disfunciones muchas veces no son expresadas directamente por la mujer por vergüenza. La valoración de la función sexual antes y después de la cirugía de IUE y de prolapso ha de formar parte de la evaluación sistemática de los resultados. Aunque hasta hace muy poco, la actividad y función sexual no han sido consideradas medidas de resultado de los tratamientos para las disfunciones del suelo pélvico, en general, podemos decir que en la mayoría de las pacientes, cuando el impacto en la función sexual, antes y después de la cirugía, se mide mediante los cambios en la puntuación global de los cuestionarios específicos, este impacto es positivo o neutro.[14] No obstante, para algunas mujeres la cirugía supone el inicio de una disfunción que antes no tenía, y es en este sentido en el que hay que profundizar para investigar las posibles causas de disfunción sexual en mujeres que antes de la cirugía tenían una actividad sexual normal.

La cirugía de la IUE con banda libre de tensión tiene en general un impacto positivo en las mujeres en las que la cirugía consigue la curación de la IU coital cuando existiera.[15,16] Se han descrito algunos casos de disfunción sexual y específicamente dolor en el coito que se inician tras la cirugía con banda libre de tensión, que pueden afectar tanto a la mujer como al hombre; estos casos se han relacionado fundamentalmente con la extrusión de la malla a la vagina.[17,18]

La posibilidad de que la colocación de material protésico en la zona distal de la cara anterior de la vagina afecte la sensibilidad y la respuesta sexual, no ha sido analizada. Existe hasta el momento actual sólo un estudio publicado que evalúa el flujo de sangre del clítoris, medido por la ecografía Doppler translabial, en mujeres operadas de IUE, con TVT (n = 42) y TOT (n = 63). A los seis meses de la intervención, el flujo de sangre del clítoris se redujo considerablemente después del TVT, mientras que el flujo de sangre no se vio afectado después del TOT. Los autores intentan explicar la diferencia por un riesgo más alto supuesto del tejido de cicatriz cerca del clítoris después de TVT. Lamentablemente, la función sexual de las mujeres no fue evaluada de forma subjetiva o por ningún cuestionario para la comparación del flujo de sangre del clítoris.[19]

No se ha analizado el posible impacto de la cirugía de la IUE sobre la inervación de la vulva y la vagina. La anatomía del trayecto más distal del nervio dorsal del clítoris ha sido descrita recientemente por Vaze y Cols.,[20] que publicaron sus resultados procedentes de un estudio hecho en seis cadáveres de mujer adulta que han permitido conocer el trayecto distal de esta rama del pudendo. A nivel distal, el nervio dorsal del clítoris perfora la membrana perineal lateralmente al meato uretral externo (véase la figura 3), atraviesa el músculo bulbocavernoso y sigue un trayecto ascendente a lo largo de este músculo, hasta alcanzar el cuerpo del clítoris por su superficie anterolateral; después, se divide en las dos ramas terminales que llegan al glande del clítoris. Las lesiones de esta estructura nerviosa son potencialmente posibles con las técnicas quirúrgicas de abordaje pre-

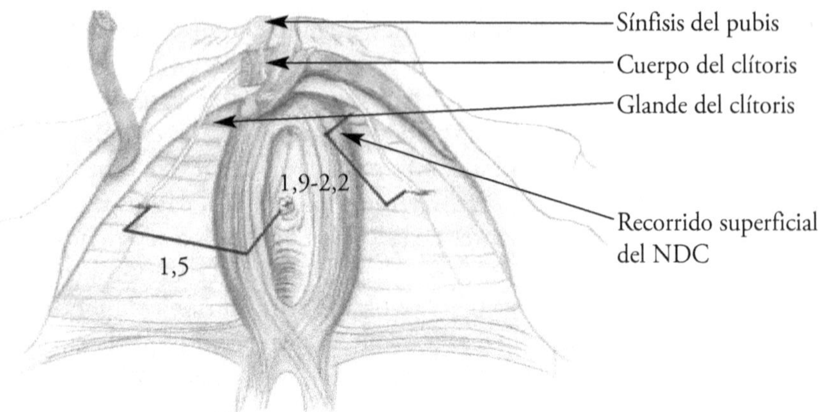

Figura 3. Trayecto distal del nervio dorsal del clítoris (NDC). La distancia del meato uretral al punto de salida de esta rama del pudendo es de 1,5-3 cm y el trayecto por superficie de la vulva es de unos 2 cm.

púbico descritas para la colocación de materiales protésicos para corrección de la IU de esfuerzo.[21]

Los datos del impacto de la cirugía del prolapso sobre la actividad y función sexual son escasos con la cirugía clásica; y con cirugía con mallas existen datos que demuestran el impacto positivo de la desaparición del síntoma principal del prolapso; que es la percepción de bulto en genitales. En un estudio prospectivo en mujeres que se someten a la cirugía vaginal para corregir el prolapso genital, Pauls *et al.*[22] no encontró diferencias significativas en la función sexual pre y postoperatoria medida con el cuestionario de función sexual FSFI. Las pacientes referían grados similares de la molestia por sus síntomas sexuales medidos con una escala análoga visual antes y después de la cirugía. La frecuencia en la actividad sexual también fue similar. Un aspecto interesante de este estudio fue que el síntoma preoperatorio de bulto en genitales se correlacionaba con el síntoma de dolor en el FSFI ($r = 0,416$, $P = 0,002$) y, a su vez, el dolor vaginal postcirugía se correlacionaba igualmente con síntoma de dolor en el FSFI ($r = 0,631$, $P < 0,001$). El 27 % de las mujeres se quejaban de sensación de estrechez vaginal y los autores discutían en la publicación el hecho de que el dolor durante el coito (dispareunia) podía ser atribuible a la estrechez vaginal. Otro aspecto que hay que destacar de este estudio es que los autores observaron que en los casos en que la función sexual empeoraba tras la cirugía, el empeoramiento era mayor en aquellas mujeres con una muy buena función sexual antes de la cirugía. No se han publicado hasta el momento actual estudios que analicen los cambios en el flujo sanguíneo o en la inervación de la vagina antes y después de la cirugía del prolapso.

El dolor coital postoperatorio (dispareunia de novo) ha sido ligado durante años a la cirugía del compartimento posterior.[23] La corrección quirúrgica del rectocele se ha asociado al empeoramiento de la función sexual postoperatoria[19] y, de forma específica, a la colporrafia posterior con plicatura de los elevadores.[24]

Las nuevas técnicas quirúrgicas para la corrección del prolapso genital que utilizan materiales protésicos plantean problemas distintos a los de la cirugía clásica y, como tales, han de ser analizados. Un hecho que hay que señalar es que las complicaciones más frecuentes de la cirugía de prolapso con mallas vaginales, como son la erosión del epitelio vaginal y la infección de la herida operatoria, son complicaciones que clínicamente, en la mayoría de los casos, se pueden resolver con facilidad, pero que puede afectar de forma especial la función sexual.

El dolor en la zona del implante y la dispareunia de nueva aparición son complicaciones más difíciles de solucionar, ya que en la mayoría de los casos se asocian a retracción de la malla. Aunque la retracción de una malla implantada en un tejido biológico es un hecho conocido, su etiología es desconocida. La retracción de la malla tras su implantación en cirugía de hernias abdominales ha sido estudiada y se considera que es la consecuencia de la respuesta inflamatoria provocada por la propia malla y del crecimiento inadecuado del tejido entre la malla.[25,26] Los estudios en animales y la valoración con técnicas de imagen de mallas implantadas en humanos demuestran diferentes tasas de retracción según el tipo de malla. La retracción de una malla vaginal se considera una complicación grave que provoca dolor y en mujeres con actividad sexual coital causa dispareunia, problemas ambos de difícil solución, ya que a menudo no responden al tratamiento conservador y requieren una reintervención para extraer la malla parcial o totalmente. Feiner y Maher[27] definen por primera vez este concepto clínico de retracción de malla vaginal como un proceso progresivo y con resultados funcionales limitados a pesar de las reintervenciones. Los autores publican la primera serie de 17 pacientes que fueron atendidas en un mismo centro y que precisaron una o más intervenciones; la dispareunia se solucionó sólo parcialmente en 11 de las 14 pacientes con relación sexual coital. Señalan la necesidad urgente de investigar nuevos materiales que disminuyan la incidencia de esta complicación.

Para resumir este apartado voy a utilizar el párrafo final de la revisión Cochrane sobre cirugía de prolapso en la que queda perfectamente reflejada la importancia de incluir la evaluación de la actividad y función sexual en mujeres operadas de prolapso: *«El reto en la intervención quirúrgica para el prolapso es que mientras el prolapso mismo puede causar dificultades en la función vesical, intestinal y sexual, la corrección quirúrgica también puede afectar estas funciones de maneras impredecibles. Por consiguiente, todos los ensayos necesitan incluir resultados subjetivos, objetivos y determinados por los pacientes, y deben medir la interacción directa con la función vesical, intestinal y sexual. La repercusión de las intervenciones también debería ser evaluada por medio del empleo de cuestionarios validados sobre el piso pélvico y la calidad de vida, la morbilidad y el análisis de los costos. En condiciones ideales, los resultados a largo plazo deberían ser presentados al menos a los dos y cinco años posteriores a la cirugía».*[28]

BIBLIOGRAFÍA

1. Espuña Pon,s M. (2009): «Sexual health of women with pelvic floor disorders». *Int. Urogynecol. J. Pelvic Floor Dysfunct.*; 20 Suppl 1: S5-7.

2. Pauls, RN.; Segal, J.L.; Andre Silva, W.; Kleeman, S.D.; Karram, M.M. (2006): «Sexual function in patients presenting to a urogynecology practice». *Int. Urogynecol. J. Pelvic Floor Dysfunct.*; 17: 576-80.

3. Shafik, A.; El Sibai, O.; Shafik, A.A. (2008): «Vaginal response to clitoral stimulation: identification of the clitorovaginal reflex». *J. Reprod. Med.*; 53: 111-16.

4. Foldes, P.; Buisson, O. (2009): «The clitoral complex: A dynamic sonographic study». *J. Sex. Med.*; 6:1223-31.

5. Chambless, D.L.; Sultan, F.E.; Stern, T.E.; O'Neill, C.; Garrison, S.; Jackson, A. (1984): «Effect of pubococcygeal exercise on coital orgasm in women». *J. Consult. Clin. Psychol.*; 52: 114-18.

6. Shafik, A. (2000): «The role of the levator ani muscle in evacuation, sexual performance, and pelvic floor disorders». *Int .Urogynecol. J. Pelvic Floor Dysfunct.*; 11 : 361-76.

7. Rosenbaum, T.Y. (2007): «Pelvic floor involvement in male and female sexual dysfunction and the role of pelvic floor rehabilitation in treatment: a literature review». *J. Sex. Med.*; 4: 4-13.

8. Laan, E.; van Driel, E.; van Lunsen, R.H.W. (2003): «Sexual responses of women with sexual arousal disorder to visual sexual stimuli». *Tijdschr Seksual*; 27: 1-13.

9. Van Lunsen, E.; Rik, H.W.; Laan, E. (2004): «Genital vascular responsiveness and sexual feelings in midlife women: psychophysiology, brain, and genital imaging studies». *Menopause*; 11(6, part 2): 741-48.

10. Suh, D.D.; Yang, C.C.; Cao, Y.; Heiman, J.R.; Garland, P.A.; Maravilla, K.R. (2004): «MRI of female genital and pelvic organs during sexual arousal». *J. Psychosom. Obstet. Gynecol.*; 25: 153-62.

11. Maas, C.P.; ver Kuilen, M.M.; Laan, E.; Tuijnman, C.C.; Weijenborg, P.T.; Trimbos, J.B., Kente,r G.G. (2004): «Objective assessment of sexual arousal in women with a history of hysterectomy». *BJOG*;111: 456-62.

12. Van Lunsen, E.; Rik, H.W.; Laan, E. (2004): «Genital vascular responsiveness and sexual feelings in midlife women: psychophysiology, brain, and genital imaging studies. *Menopause*; 11(6, part 2): 741-48.

13. Basson, R. (2008): «Womens´s sexual function and dysfunction: current uncertainties, future directions». *Int. J. Impot. Res.*; 20: 466-78.

14. Espuña Pons, M. (2009): «Sexual health in women with pelvic floor disorders: measuring the sexual activity and function with questionnaires-a summary». *Int. Urogynecol. J. Pelvic Floor Dysfunct.* ; 20 Suppl 1: S65-71.

15. Shah, S.M.; Bukkapatnam, R.; Rodríguez, L.V. (2005): «Impact of vaginal surgery for stress incontinence on female sexual function: is the use of polypropylene mesh detrimental?». *Urology*; 65: 270-74.

16. Ghezzi, F.; Serati, M.; Cromi, A.; Uccella, S.; Triacca, P.; Bolis, P. (2006): «Impact of tension-free vaginal tape on sexual function: results of a prospective study». *Int. Urogynecol. J. Pelvic Floor Dysfunct.*; 17: 54-59.

17. Mazouni, C.; Karsenty, G.; Bretelle, F.; Bladou, F.; Gamerre, M.; Serment, G. (2004): «Urinary complications and sexual function after the tension-free vaginal tape procedure». *Acta Obstet. Gynecol. Scand.*; 83: 955-61.

18. Elzeiver, H.W.; Venema, P.L.; Lycklama, A.A.B. (2004): «Sexual function after tension-free vaginal tape (TVT) for stress incontinence: results of a mailed questionnaire». *Int. Urogynecol. J. Pelvic Floor Dysfunct.*; 15: 313-18.

19. Caruso, S.; Rugolo, S.; Bandiera, S.; Mirabella, D.; Cavallo, A.; Cianci, A.: (2007): «Clitoral blood flow changes after surgery for stress urinary incontinence: pilot study on TVT versus TOT procedures». *Urology*; 70: 554-57.

20. Vaze, A.; Goldman, H.; Jones, J.S.; Rackley, R.; Vasavada, S.; Gustafson, K.J. (2008): «Determining the course of the dorsal nerve of the clitoris». *Urology*; 72: 1040-43.

21. Deffieux, X.; Donnadieu, A.C.; Mordefroid, M.; Levante, S.; Frydman, R.; Fernández, H. (2007): «Prepubic and thigh abscess after successive placement of two suburethral slings». *Int. Urogynecol. J. Pelvic Floor Dysfunct.* ; 18: 571-74.

22. Pauls, R.N.; Silva, W.A.; Rooney, C.M.; Siddighi, S.; Kleeman, S.D.; Dryfhout, V.; Karram, M.M. (2007): «Sexual function after vaginal surgery for pelvic organ prolapse and urinary incontinence». *Am. J. Obstet. Gynecol.*; 197: 622.

23. Weber, M.; Walters, M.; Piedmonte, M. (2000): «Sexual function and vaginal anatomy in women before and after surgery for pelvic organ prolapse and urinary incontinence». *Am. J. Obstet. Gynecol.*; 182 :1610-15.

24. Kahn, M.; Stanton, S. (1997): «Posterior colporrhaphy: its effects on bowel and sexual function». *Br. J. Obstet. Gynaecol.*; 104: 82-86.

25. García-Ureña, M.A.; Vega Ruiz, V.; Díaz Godoy, A.; Báez Perea, J.M.; Marín Gómez, L.M.; Carnero Hernández, F.J.; *et al.* (2007): «Differences in polypropylene shrinkage depending on mesh position in an experimental study». *Am. J. Surg.*; 193: 538-42.

26. González, R.; Fugate, K.; McClusky, D. 3rd.; Ritter, E.M.; Lederman, A.;

Dillehay, D.; *et al.* (2005): «Relationship between tissue ingrowth and mesh contraction». *World J. Surg.*; 29: 1038-43.

27. Feiner, B.; Maher, C. (2010): «Vaginal mesh contraction: definition, clinical presentation, and management». *Obstet. Gynecol.* ; 115: 325-30.

28. Maher, C.; Baessler, K.; Glazener, C.M.A.; Adams, E.J.; Hagen, S. (2008): «Tratamiento quirúrgico del prolapso de órganos pélvicos en mujeres (Revisión Cochrane traducida)». En: *La Biblioteca Cochrane Plus*, Número 2. Oxford: Update Software Ltd. Disponible en: http://www.up-date-software.com. (Traducida de *The Cochrane Library*, 2008 Issue 2. Chichester, UK: John Wiley & Sons, Ltd.)

Apéndice

Investigación de resultados en cirugía del suelo pélvico

M. T. Castillo, A. Font, J. Grau

Introducción

En la actualidad, la esperanza de vida en las mujeres se ha incrementado notablemente, y éstas desean mantener su integridad física y su capacidad para su función sexual más allá de la menopausia. Pocos procesos patológicos son más invalidantes que el prolapso de los órganos pélvicos (POP) asociado o no a la incontinencia urinaria (IU), patología responsable de más de 200.000 procedimientos quirúrgicos destinados a la reparación de la misma cada año (22,7 por cada 10.000 mujeres) con un coste anual de más de mil millones de dólares USA.[1,2] Se estima que en un 50 % de las mujeres que han tenido al menos un parto vaginal, en la exploración pélvica vaginal puede detectarse un descenso de la pared anterior, posterior o un descenso del útero.[3] No obstante, sólo en un pequeño porcentaje de ellas (10-20 %), este descenso provoca síntomas. En un estudio epidemiológico se estimó que el 11 % de las mujeres tendría que someterse a una intervención quirúrgica por prolapso genital, IU o ambos a lo largo de su vida, y que en un 30 % de los casos tendrían que ser reintervenidas.[4]

Así pues, es un problema frecuente que afecta de forma notoria a la calidad de vida de al menos un tercio de las mujeres adultas, con gran repercusión sanitaria, social y económica. Hay escasez de datos epidemiológicos en relación con la incidencia, la prevalencia y los factores de riesgo específicos.

Desde el punto de vista de la atención que reciben las pacientes, las disfunciones del suelo pélvico (DSP) se conciben con baja prioridad en relación con otros problemas de salud, simplemente porque no son una amenaza para la vida, y los tratamientos aplicados tienen resultados limitados, en parte debido a una visión sesgada del especialista al que consulta la mujer.[5]

El POP y la IU pueden coexistir en un 15 a un 80 % de mujeres con (DSP).[6] Aunque estas situaciones coinciden, pueden ser asintomáticas o leves. Un factor importante en el tratamiento de las pacientes con DSP es que los cambios anatómicos producidos tras la cirugía pueden predisponer al desarrollo de nuevos síntomas en otros compartimentos, o desenmascarar defectos preexistentes que hasta el momento no daban sintomatología. Por ejemplo, una colporrafia posterior simple o combinada con una colposuspensión de Burch puede desencadenar o agravar los síntomas de disfunción sexual, con o sin problemas intestinales o urinarios adicionales.[7] Escoger el tratamiento quirúrgico para tratar de forma integral las DSP requiere encontrar el equilibrio entre una cirugía incompleta frente un sobretratamiento quirúrgico para la paciente.[8] Esta decisión debe basarse en el mejor enfoque para abordar los objetivos del paciente, y no simplemente en la corrección anatómica.[9,10]

Las tasas de éxito para la cirugía de la incontinencia urinaria y para el prolapso genital a largo plazo con frecuencia no han cumplido las expectativas del cirujano y de la paciente. En la última década, los cirujanos generales han conseguido mejoras importantes en la reparación de hernias usando innovaciones en el tipo y diseño de mallas. Por lo tanto no debemos sorprendernos cuando la industria focalizó su atención en el diseño y producción de mallas para la cirugía vaginal. Sin embargo, la malla para reparar la hernia en cirugía general es colocada a través de un campo quirúrgico estéril, mientras que la vagina de por sí constituye un campo quirúrgico contaminado. La respuesta tisular de la vagina a las suturas permanentes y las mallas incluye un amplio rango de situaciones que van desde la formación de un tejido de granulación cicatricial (a veces sangrante), a dispareunia, dolor pélvico invalidante, infecciones amenazantes para la vida, y hasta la muerte de la paciente. ¿Nos supone alguna ventaja sobre el riesgo, el uso de estos nuevos productos para la incontinencia urinaria y para el prolapso genital? ¿Y quién debe decidirlo?[11]

1   Material y métodos

Se ha realizado una revisión bibliográfica de todos los artículos indexados en pubmed/MeSH desde el año 2000 hasta la actualidad, publicados en inglés, francés y español. Se han utilizado las palabras clave *pelvic floor*, cruzadas con *surgery*.

Se han evaluado 244 artículos, de los que se han seleccionado únicamente artículos originales que tratan sobre cirugía del suelo pélvico en humanos. Se han descartado los artículos sobre tratamiento de las complicaciones postoperatorias, los artículos de revisión, los informes de casos, y los casos oncológicos.

La tabla 1 refleja cada uno de los artículos analizados con un resumen de sus métodos y hallazgos. Tal y como se refleja, la mayoría de artículos se concentran en los años más recientes. Sólo uno de ellos (Rosen, D.M.; 2008) es experimental (ensayo clínico randomizado). Trata de evaluar el efecto de añadir histerectomía o no a la cirugía de reparación del suelo pélvico por vía laparoscópica, no logrando encontrar diferencias significativas en las recurrencias. Este resultado debe ser tenido en cuenta con cautela dada la baja potencia estadística del trabajo (64 pacientes).

Se han revisado siete estudios de cohortes, tres de ellos prospectivos. Por lo general, evalúan la evolución de los distintas técnicas quirúrgicas para la corrección del prolapso y la incontinencia. Una de las conclusiones más generalizadas es la seguridad (baja tasa de complicaciones a corto y largo plazo) de las técnicas de reparación del suelo pélvico, con especial atención a las bandas de libre tensión retropúbicas (por ejemplo TVT o *Tension Free Vaginal Tape*) y las bandas libres de tensión transobturadora (por ejemplo TOT o *TransObturator vaginal Tape*). Todos los estudios concluyen que el grado de satisfacción de las pacientes a largo plazo es bueno. Otro resultado que destacar es la mayor incidencia de recurrencia del prolapso en la histerectomía aislada en comparación con histerectomía asociada a reparación de otros defectos asociados del suelo pélvico.

A. Rafii *et al.*, en un estudio caso control, analizaron la evolución de 186 pacientes divididas en tres grupos según la técnica aplicada (TVT aislado; TVT con histerectomía; TVT con reconstrucción del suelo pélvico). Se observaron más complicaciones intraoperatorias en el grupo que incluía la realización de histerectomía, aunque las tasas de curación subjetiva fueron similares en los tres grupos.

El resto de estudios son observacionales y sus resultados reafirman que las intervenciones actuales para la incontinencia urinaria son seguras y efectivas.

2   Discusión

En la literatura destaca la abundancia de estudios retrospectivos y con heterogeneidad en el control de resultados, pues no se utilizan los mismos instrumentos de validación pre y postquirúrgica en todos los ellos. Asimismo, existe cierta variabilidad interindividual entre los distintos grupos de

Autor (año)	Tipo estudio	N	Intervención	Ítems	Resultados	Follow-up
North, C.E. (2009)[12]	Observacional prospectivo	22	Colposacropexia laparoscópica	Cuestionario calidad de vida validado pre-IQ, 6, 12 y 24 meses POP quantification score	– 100 % estadío, 0 prolapso cúpula – IU estrés resuelta en 50 %	26,5 meses
De Guerke, L. (2009)[13]	Observacional prospectivo	181	85 TVT *versus* 96 TOT	Evaluación subjetiva 3 meses, 1 y 2 años	95,2 % TOT *versus* 90,5 % TVT satisfechas a los 3 meses (no significativa)	2 años
Hakvoort, R.A. (2009)[14]	Observacional prospectivo	345	Cirugía corrección POP sintomático	Volumen residual postmiccional > 200 mL medido por ecoTV	Factores de riesgo independientes de RAO: – Cistocele alto grado (OR 2.5, CI 1.3-4.7) – Plicatura del elevador (OR 4.3, CI 2.0-9.3) – Puntos de Kelly (OR 5.1, CI 1.7-15.5) – Pérdida sanguínea intraoperatoria (OR 1.4 por 100 mL, CI 1.1-1.8)	–
Chêne, G. (2009)[15]	Estudio cohortes prospectivas	90	30 TVT *versus* 30 TOT *versus* 30 TVT-O	Contilife preQx + 18 meses postQx clínica + urodinamia	Todos los items mejoraron sin dif. estad. sign.	18 meses

Tabla 1.

Autor (año)	Tipo estudio	N	Intervención	Ítems	Resultados	*Follow-up*
Rosen, D.M. (2008)[16]	Ensayo clínico randomizado	64	Reparación suelo pélvico laparoscópica + histerectomía (32) *versus* sin histerectomía (32)	Short-Form Health Survey preIQ, periIQ, 6 semanas, 12 meses POP quant score preIQ, periIQ, 6 semanas, 12 y 24 meses Duración IQ	A los 24 meses: 22,2 % histerect. *versus* 21,4 % no histerect. tenían POP recurrente No dif sign Aumento tiempo IQ en grupo histerct. 35'	2 años
Weng, S.S. (2008)[17]	Estudio cohortes prospectivas	40	20 POP cúpula vaginal III-IV con cirugía previa (recurrentes) *versus* 20 POP vaginal III-IV sin cirugía previa (no recurrentes)	Reparación laparoscópica del suelo pélvico con malla polipropileno + suspensión ligamentos uterosacros	No POP postIQ en ninguno de los dos grupos Erosión malla 20 % recurrentes *versus* 6,3 % no recurrentes Dolor postIQ/ dispareunia 21,4 % recurr. *versus* 6,3 % no recurr.	26,6 meses
Pham, T. (2009)[18]	Estudio observacional prospectivo	79	POP score Urodinamia Cuestionarios: PFDI-20, PGI-I	Cirugía POP / IU	27 % incontinencia, 25 % urgencia micc., 23 % frec., 22 % dific. defecat., 10 % dific. vaciado, 2 % POP	3 meses
Shek, K.L. (2008)[19]	Estudio observacional prospectivo	46	Todas Perigee ICS POP-Q + US	Seguimiento	78 % satisfechas, 13 % recurrencias, 6,5 % erosión 21 mm media	10 meses

(Tabla 1. Continuación.)

Autor (año)	Tipo estudio	N	Intervención	Ítems	Resultados	Follow-up
Babaloa, E.O. (2008)[20]	Estudio retrospectivo	3.813	3.126 histerectomía + PFR *versus* 687 PFR	Análisis de datos	Uso de h + PFR ajustado a la edad disminuyó 62 % (p 0,001), uso de PFR ajustado a la edad disminuyó 32 % (p 0,02)	1965-2002
Abdel-Fattah, M. (2008)[21]	Cohortes retrospectivo	289	76 % mallas reparación POP Gynecare *versus* 24 % mallas reparación POP American Medical Systems	Seguimiento	Curación corto plazo 94 *versus* 100 %	3 meses
Hullfish, K.L. (2008)[22]	Cohortes prospectivo	127	36,2 % tto IQ *versus* 63,8 % no IQ	IQ *versus* no IQ	Grado de consecución de objetivo OR 4,42 (p 0,0154) Grado máximo de satisfacción OR 6,12 (p 0,0109)	12 meses
Goktolga, U. (2008)[23]	Observacional prospectivo	47	TVT + seguimiento a los 6, 12, 36 y 60 meses (pacientes con disfunción intrínseca del esfínter)	Cuestionario, test de estrés y volumen vesical	57 % satisfacción, 17 % mejoría, 25 % sin cambios a los cinco años IQ	60 meses

(Tabla 1. Continuación.)

Autor (año)	Tipo estudio	N	Intervención	Ítems	Resultados	*Follow-up*
Blandon, R.E. (2008)[24]	Cohortes retrospectivo	nc	Histerectomía por causas benignas, 5,1 % incidencia acumulada en 30 años	Necesidad reparación suelo pélvico (PFR) después de histerectomía por causa benigna	Necesidad cirugía PFR post-IQ POP: OR 4,3 (2,5-7,3) si sólo histerectomía *versus* OR 1.9 (1,3-2,7) histerectomía + PFR previo	30 años
Vardy, M.D. (2007)[25]	Observacional multicéntrico	430	144 plastia anterior, 164 plastia posterior, 122 anterior + posterior	PFI Quest, POP Quant, test estrés Valsalva a los 6 y 12 meses post-IQ	98 % test V negativo, 95,3 % soporte apical óptimo a los 12 meses, mejoría clínica est. significativa	12 meses
Yip, S.K. (2007)[26]	Estudio cohortes retrospectivo	250	Banda libre de tensión *versus* banda libre tensión (grupo 1) + otra cirugía IU (grupo 2)	Curación objetiva (desaparición IUE) y subjetiva IUE	Curación subjetiva 89,2 % grupo1 *versus* 82 % grupo 2	1 año
Mellier, G. (2007)[27]	Estudio cohortes retrospectivas	341	TOT *versus* TOT + histerectomia u otra cirugía de POP	Cuestionarios UDI-6 E IIQ-7 (preop., 3 y 17 meses postop.) Complicaciones intra y postoperatorias, estancia hospitalaria	IU por UDI-6 3,7 % TOT *versus* 7,4 % TOT + otra IQ	17 meses

(Tabla 1. Continuación.)

Autor (año)	Tipo estudio	N	Intervención	Ítems	Resultados	Follow-up
Jordaan, D.J. (2006)[28]	Estudio observacional	42	Sacropexia infracoxígea con malla	Evaluación clínica Estadiaje POP Baden-Walker	Recurrencia prolapso 29 %	18 meses
Rosencrantz, M. (2006)[29]	Observacional retrospectivo	350	Correlación ángulo uretrovesical *versus* punto Aa	Evaluación pre y post IQ	No correlación: el punto Aa no es útil para medir ángulo	–
Rutman, M.P. (2005)[30]	Estudio observacional	50	Reparación con malla de polipropileno de cúpula o compartimiento posterior	Encuesta QdV validada Estadio según POP-Q	2 % recurrencia prolapso	6 meses
Hung, M.J. (2004)[31]	Estudio observacional	38	Colporrafia anterior con malla de polipropileno	Cuestionario calidad vida (CcV) validado (preIQ,6 semanas, 21 meses) POP-Q (preIQ, 6 semanas, 21 meses	Resultado óptimo cirugía 60,5 % Erosión vaginal por malla 10,5 %	21 meses
Rafii, A. (2004)[32]	Estudio caso control	186	Grupo 1: TVT (100) *versus* grupo 2: TVT + HTV (40) *versus* grupo 3: TVT + reconstrucción SP (46)	Complicaciones perioperatorias contilife cuestionario urodinamia (a los 1, 6, 12, 24 meses)	Lesión vesical (grupo 1: 5 % *versus* grupo 2: 17,9 % *versus* grupo 3: 13 %) Curación subjetiva (g1: 72 % *versus* g2: 72,5 % *versus* g3: 67,3 %)	24 meses

(Tabla 1. Continuación.)

trabajo que podría influir en los resultados. Se debería llegar a un consenso en el concepto de fallo quirúrgico para poder comparar la tasa de complicaciones,[33] ya que algunos autores definen este fallo quirúrgico con un criterio estrictamente anatómico y otros con uno funcional. Muchos de ellos creen que el criterio funcional en la cirugía del prolapso es más restrictivo y aparece más acertado que el puramente anatómico. Esto es lógico, ya que la indicación quirúrgica del prolapso es cuando éste es sintomático.

En la evaluación de los resultados de la cirugía del POP, independientemente del criterio de fallo utilizado y antes de considerar que la cirugía ha sido adecuada, se deberían tener en cuenta dos aspectos fundamentales: por un lado, la aparición de complicaciones o sintomatología secundaria a la intervención, y por otro, la valoración subjetiva de los resultados de la cirugía, ya que el POP afecta sobre todo a la calidad de vida. Entre la sintomatología *de novo* tras la cirugía del POP o complicaciones se recogen dispareunia, trastornos en la función miccional o defecatoria, dolor pélvico crónico, erosión de la malla o rechazo de ésta; ya que, a pesar de que con las nuevas técnicas se obtiene una buena reconstrucción anatómica, ello no significa que se obtenga un buen resultado funcional. Así pues, es evidente que la valoración subjetiva del resultado de la cirugía por parte de la paciente es crucial. A tal efecto, se han desarrollado algunos instrumentos que han sido validados. Existen cuestionarios de calidad de vida relacionada con la salud específicos para el prolapso utilizados para evaluar el resultado tras la cirugía.[34] Otros cuestionarios permiten valorar la función sexual antes y después del proceso quirúrgico y han sido validados al español.[35] Algunos autores han intentado valorar las expectativas de las pacientes ante la cirugía y si éstas se cumplen.

También se debe subrayar que el seguimiento de las pacientes en los estudios suele ser inferior a los tres años, por lo que los eventos a largo plazo probablemente estén infradiagnosticados. Es importante recoger todos los efectos adversos presentados intra y postquirúrgicamente a corto y largo plazo, para la correcta evaluación de las técnicas.

La evaluación del éxito de la intervención no está sólo en la corrección anatómica de los defectos pélvicos, sino en la mejoría subjetiva y de calidad de vida de cada paciente. Por ello, todos los estudios que evalúan resultados postquirúrgicos deberían tener en cuenta este hecho. Además, parece razonable estandarizar el uso del himen como referencia anatómica para la evaluación física postratamiento.[36]

La cirugía combinada es una opción atractiva para los casos de prolapso asociado a incontinencia. Diversos estudios así lo corroboran. Es más, se demostró que la cirugía simultánea para ambos tipos de incontinencia, urinaria y fecal, era coste-efectiva.[37,38] No obstante, las recomendaciones para una mejor práctica clínica no se pueden basar sólo en la evidencia científica, dada la escasez y la baja calidad de los estudios publicados sobre el tratamiento quirúrgico conjunto de las DSP.[5]

Conclusiones

El impacto en la calidad de vida de la IU y otras DSP como el POP hacen necesaria la investigación sobre la posible causa, los factores de riesgo y nuevos tratamientos eficaces. El tratamiento quirúrgico constituye una parte fundamental de la oferta terapéutica para los pacientes con esta patología. El análisis crítico de las diferentes publicaciones en relación con el tratamiento quirúrgico descubre las limitaciones de estos trabajos en la actualidad, por lo que existe la necesidad de potenciar la investigación en este campo. Nuestra obligación como profesionales en la atención integral de la salud de la mujer, es proporcionar la mejor técnica quirúrgica de acuerdo con la investigación clínica de los resultados y exigir nuevos productos que dispongan de datos sobre su eficacia y seguridad, procedentes de estudios científicos de calidad.[39]

En la edición de la International Consultation on Incontinence (ICI 2009), el Comité de Metodología e Investigación publicó un informe en relación con la investigación de resultados del tratamiento quirúrgico de la IU de esfuerzo (IUE).[40] En él hace unas recomendaciones para la investigación en los resultados de la cirugía de la IUE en la mujer y POP, que se podrían resumir de la siguiente manera:

- La seguridad y los efectos adversos graves de las nuevas intervenciones y nuevos dispositivos para la incontinencia o prolapso deben ser descritos con exactitud, con un seguimiento a largo plazo, de forma que la relación beneficio-riesgo pueda ser evaluada correctamente. En los casos que no sea posible realizar estudios aleatorizados, se considera imprescindible, como mínimo, disponer de estudios de cohortes, a gran escala, prospectivos y multicéntricos.
- Se debe ofrecer a los pacientes una información completa sobre las técnicas y los dispositivos que se van a implantar en una intervención quirúrgica. Dado que los nuevos dispositivos pueden ser introducidos en el mercado con unos datos mínimos sobre eficacia y seguri-

dad e incluso sin ellos, en estos casos deberían separarse el consentimiento para la intervención y el que atañe al uso del dispositivo.

– La evaluación mediante estudios funcionales, como la urodinámica, se considera necesaria para valorar el efecto de estos dispositivos sobre la fisiología del aparato urinario inferior, especialmente cuando no se puede evaluar el efecto placebo. Los EC para determinar los resultados de la IU, deberían incluir también un diario miccional y pruebas como el pad test.

– Se recomienda la investigación en la utilidad del estudio urodinámico (EU) preoperatorio y postoperatorio en los ensayos clínicos (EC) con tratamientos quirúrgicos. Uno de los objetivos primarios del EC debería ser analizar el valor pronóstico del EU previo a la cirugía de la IUE. Otra área importante de investigación debería incluir la evaluación de la utilidad del EU para mujeres continentes que van a ser sometidas a cirugía del POP.

– En los EC debería incluirse información específica de la historia obstétrica y ginecológica de las pacientes, como paridad, tipo de parto, estatus hormonal, antecedente de cirugía ginecológica, etc., como información de primera línea.

– Los resultados de los tratamientos deberían tener un seguimiento mínimo de un año, e incluir un sistema de percepción de la paciente. Y, basándose en tal percepción, se deberían definir unos criterios de curación, mejoría o fracaso. A tal fin es imprescindible el uso de unos instrumentos validados, que no incluyan sólo la sintomatología, sino también cualquiera de las complicaciones que se han asociado a la cirugía del POP o IUE.

– Es imprescindible también usar instrumentos validados para la calidad de vida relacionada con la salud, y aquellos que evalúen el impacto de tratamiento sobre la función sexual.

– Se han de establecer protocolos claros y actualizados de cómo deben desarrollarse y utilizarse los nuevos dispositivos para proteger la salud de las pacientes.

En conclusión, se puede decir que está formalmente aceptado que el tratamiento quirúrgico se reserva para las pacientes con síntomas graves y anormalidades anatómicas identificadas, en quienes el tratamiento conservador no ha dado buenos resultados. Es importante remarcar la necesidad de una indicación quirúrgica adecuada y de limitar la opción quirúrgica únicamente para las pacientes sintomáticas. Asimismo, se debería contemplar la posibilidad de realizar ensayos clínicos que comparasen el tratamiento quirúrgico con el conservador, que involucraran –sin limitarse– los ejercicios del suelo pélvico, los cambios de estilo de vida y los dispositivos mecánicos (pesarios).[41]

Como profesionales de la salud debemos implicarnos activamente en el seguimiento de las pacientes tras el acto quirúrgico, por lo que parece recomendable:

- Realizar seguimiento tras la cirugía durante al menos tres años.
- Utilizar instrumentos validados (cuestionarios) que tengan en cuenta la percepción de la paciente.
- Registrar los efectos adversos y complicaciones con cada técnica.
- Utilizar con preferencia el criterio funcional sobre el anatómico para valorar el fallo quirúrgico tras una cirugía de prolapso.
- Considerar las diferentes esferas de las DSP para valorar globalmente los resultados.

BIBLIOGRAFÍA

1. Boyles, S.; Weber A.M.; Meyn, L. *et al.* (2003): «Procedures for pelvic organ prolapse in the United States», 1979-1997. *Obstet. Gynecol.*; 188: 108-13.
2. Subak, L.; Waetjen, L.E.; Van den Eeden, S. *et al.* (2001): Cost of pelvic organ prolapse surgery in the United States». *Obstet. Gynecol.*; 98: 646-49.
3. Beck, R.; McCormick, S.; Nordtsrom L. *et al.* (1991): «A 25 year experience with 519 anterior colporrhaphy procedures». *Obstet. Gynecol.*; 78: 1.011-18.
4. Olsen, A.; Smith, V.J.; Berstrom, J.O.; Colling, J.C.; Clark, A.L. *et al.* (1997): «Epidemiology of surgically managed pelvis organ prolapse and urinary incontinence». *Obstet. Gynecol.*; 89: 501-17.
5. Lacima, G.; Espuña, M. *et al.* (2008): «Patología del suelo pélvico». *Gastroenterol. Hepatol.*; 31(9): 587-93.
6. Bai, S.; Jeon, M.J.; Kim, J.Y.; *et al.* (2002): «Relation between stress urinary incontinence and pelvic organ prolapse». *Int. Urogynecol. J. Pelvic. Floor Dysfunct.*;. 13: 256-62.
7. Brubaker, L.; Cundiff, G.W.; Fine, P.; *et al.* (2006): «Abdominal sacropexy with Burch colposuspension to reduce urinary stress incon» *N. Engl. J. Med.*; 354: 1.557-64.
8. Winters, J. *et al.* (2008): «A critical appraisal of preventive slings and prolapse surgery. What's a urologist to do? » *J. Urol.*; 180: 809-12.
9. Elkadry, E.; Kenton, K.S.; FitGerald, M.P.; *et al.* (2003): «Patient-selected goals: a new perspwctive on surgical outcome». *Am. J. Obstet. Gynecol.*; 189: 1.551.
10. Mahajan, S.; *et al.* (2006): «Patient-centered surgical outcomes: The impact of goal achievement and urge incontinence on patient satisfaction one year after surgery». *Am. J. Obstet. Gynecol.*; 194: 722-26.

11. Norton, P. «New technology in gynecologic Surgery. Is new Necessarily Better? *Obstet. Gynecol.*; 108: 707-13.

12. North, C.E.; Ali-Ross, N.S.; Smith, A.R.; Reid, F.M. (2009): «A prospective study of laparoscopic sacrocolpopexy for the management of pelvic organ prolapse». *BJOG.*; 116(9): 1.251-57.

13. de Guerke, L. (2009): «Comparison between TVT and TOT». *Gynecol. Obstet. Fertil.*; 37(2): 205-7.

14. Hakvoort, R.A.; Dijkgraaf, M.G.; Burger, M.P.; Emanuel, M.H.; Roovers, J.P. (2009): «Predicting short-term urinary retention after vaginal prolapse surgery». *Neurourol. Urodyn.*; 28(3): 225-28.

15. Chêne, G.; Tardieu, A.S.; Cotte, B.; Chauleur, C.; Savary, D.; Krief, M.; Anton-Bousquet, M.C. Mansoor, A. (2009): «Health-related quality of life in women operated on by surgical anti-incontinence procedures: comparison of three techniques». *Gynecol. Obstet. Fertil.*; 37(1): 3-10.

16. Rosen, D.M.; Shukla, A.; Cario, G.M.; Carlton, M.A. Chou, D. (2008): «Is hysterectomy necessary for laparoscopic pelvic floor repair? A prospective study». *J. Minim Invasive Gynecol.*; 15(6): 729-34.

17. Weng, S.S.; Liu, C.Y. (2008): «Laparoscopic pelvic floor repair using polypropylene mesh». *Taiwan J. Obstet. Gynecol.*; 47(3): 312-7.

18. Pham, T.; Kenton, K.; Mueller, E.; Brubaker, L. (2009): «New pelvic symptoms are common after reconstructive pelvic surgery». *Am. J. Obstet. Gynecol.*; 200(1): 88.e1-5.

19. Shek, K.L.; Dietz, H.P.; Rane, A. Balakrishnan, S. (2008): «Transobturator mesh for cystocele repair: a short- to medium-term follow-up using 3D/4D ultrasound». *Ultrasound Obstet. Gynecol.*; 32(1): 82-6.

20. Babalola, E.O.; Bharucha, A.E.; Melton, L.J. 3rd.: Schleck, C.D.; Zinsmeister, A.R.; Klingele, C.J.; Gebhart, J.B. (2008): «Utilization of surgical procedures for pelvic organ prolapse: a population-based study in Olmsted County, Minnesota, 1965-2002». *Int. Urogynecol. J. Pelvic Floor Dysfunct.*; 19(9): 1.243-50.

21. Abdel-Fattah; *et al.* (2008): «Retrospective multicentre study of the new minimally invasive mesh repair devices for pelvic organ prolapse». *BJOG.*; 115(7): 919-20.

22. Hullfish, K.L.; Bovbjerg, V.E.; Gurka, M.J.; Steers, W.D. (2008): «Surgical versus nonsurgical treatment of women with pelvic floor dysfunction: patient centered goals at 1 year». *J. Urol.*; 179(6): 2.280-5.

23. Goktolga, U.; Atay, V.; Tahmaz, L.; Yenen, M.C.; Gungor, S.; Ceyhan, T.; Baser, I. (2008): «Tension-free vaginal tape for surgical relief of intrinsic sphincter deficiency: results of 5-year follow-up». *J. Minim. Invasive Gynecol.*; 15(1): 78-81.

24. Blandon, R.E.; Bharucha, A.E.; Melton, L.J. 3rd.; Schleck, C.D.; Babalola, E.O.; Zinsmeister, A.R.; Gebhart, J.B. (2007): «Incidence of pelvic floor repair after hysterectomy: A population-based cohort study». *Am. J. Obstet. Gynecol.*; 197(6): 664-8.

25. Vardy, M.D.: Brodman, M.; Olivera, C.K.; Zhou, H.S.; Flisser, A.J. Bercik, R.S. (2007): «Anterior intravaginal slingplasty tunneller device for stress incontinence and posterior intravaginal slingplasty for apical vault prolapse: a 2-year prospective multicenter study». *Am. J. Obstet. Gynecol.*; 197(1): 104-9.

26. Yip, S.K.; Pang, M.W. (2006): «Tension-free vaginal tape sling procedure for the treatment of stress urinary incontinence in Hong Kong women

with and without pelvic organ prolapse: 1-year outcome study». *Hong Kong Med. J.*; (12): 15-20.

27. Mellier, G.; Mistrangelo, E.; Gery, L.; Philippe, C.; Patrice, M. (2007): «Tension-free obturator tape (Monarc Subfascial Hammock) in patients with or without associated procedures». *Int. Urogynecol. J. Pelvic Floor Dysfunct.*; 18(2): 165-72.

28. Jordaan, D.J.; Prollius, A.; Cronjé, H.S.; Nel, M. (2006): «Posterior intravaginal slingplasty for vaginal prolapse». *Int. Urogynecol. J. Pelvic Floor Dysfunct.*; 17(4): 326-9.

29. Rosencrantz, M.; Menefee, S.A.; Lukacz, E.S. (2006): «The correlation of urethral mobility and point Aa of the pelvic organ prolapse quantification system before and after surgery». *Am. J. Obstet. Gynecol.*; 195(6): 1.841-45.

30. Rutman, M.P.; Deng, D.Y.; Rodriguez, L.V.; Raz, S. (2005): «Repair of vaginal vault prolapse and pelvic floor relaxation using polypropylene mesh». *Neurourol. Urodyn.*; 24(7): 654-58.

31. Hung, M.J.; Liu, F.S.; Shen, P.S.; Chen, G.D.; Lin, L.Y.; Ho, E.S. (2004): «Factors that affect recurrence after anterior colporrhaphy procedure reinforced with four-corner anchored polypropylene mesh». *Int. Urogynecol. J. Pelvic Flor Disfunct.*; 15(6): 399-406.

32. Rafii, A.; Paoletti, X.; Haab, F,; Levardon, M.; Deval, B. (2004): «Tension-free vaginal tape and associated procedures: a case control study». *Eur. Urol.*; 45(3): 356-61.

33. Diez Itza, I. (2007): «Valoración de los resultados de la cirugía del prolapso. Un problema pendiente de solución». *Suelo Pélvico*; 3(2): 49-66.

34. Barber, M.D.; Walters, M.D.; Bump, R.C. (2005): «Short forms of two condition specific quality of life questionnaires for women with pelvic floor disorders (PFDI-20 and PFIQ-7) ». *Am. J. Obstet. Gynecol.*; 193(1): 103-13.

35. Espuña Pons, M.; Puig Clota, M.; González Aguilón, M.; Zardain, P.C.; Rebollo Álvarez, P. (2008): «Cuestionario para evaluación de la función sexual en mujeres con prolapso genital y/o incontinencia». Validación de la versión española del «Pelvic Organ prolapse/Urinary Incontinence Sexual Questionnarie (PISQ-12) ». *Actas Urol. Esp.*; 32(2): 211-219.

36. Barber; *et al.* (2009): «Defining success after prolapse surgery». *Obstetrics & Gynecology (ACOG)*; Vol 114, no 3: 600-9.

37. Halverson, A.; Hull, T.; Paraiso, M.; Floruta, C. (2001): «Outcome of sphincteroplasty combined with surgery for urinary incontinence and pelvic organ prolapse». *Dis Colon Rectum J.*; 44: 1.421-26.

38. Hull, T;, Crinuta, F.; Halverson, A. (2001): «Improvement in fecal incontinence scores is the same for sphincteroplasty combined with major urogynecologic procedures as for sphinteroplasty alone». *J. Pelvis Surg.*; 7: p. 204-10.

39. Espuña Pons, M. (2006): «Investigación de resultados del tratamiento quirúrgico de la incontinencia de orina en la mujer». *Suelo Pélvico*; 2[2]: 34-35.

40. Abrams, P.; Cardozo, L.; Khoury, S.; Wein, A. (2009): «Recommendations for Clinical Research Methodology». *4th International Consultation on Incontinence*. Edition 2009. Plybridge Health Publications,; 1.813-18.

41. Maher, C.; Baessler, K.; Glazener, C.M.A.; Adams, E.J.; Hagen, S. (2008): «Tratamiento quirúrgico del prolapso de órganos pélvicos en mujeres». *The Cochrane collaboration.*; 2: 1-95.